中医住院医师规范化培训
——临床中药学手册

主编　王未寒

全国百佳图书出版单位
中国中医药出版社
·北　京·

图书在版编目（CIP）数据

中医住院医师规范化培训——临床中药学手册 / 王未寒主编 . —北京：中国中医药出版社，2021.8

ISBN 978 – 7 – 5132 – 6785 – 4

Ⅰ . ①中…　Ⅱ . ①王…　Ⅲ . ①中药学—岗位培训—手册　Ⅳ . ① R28–62

中国版本图书馆 CIP 数据核字（2021）第 050459 号

中国中医药出版社出版

北京经济技术开发区科创十三街 31 号院二区 8 号楼

邮政编码　100176

传真　010–64405721

保定市西城胶印有限公司印刷

各地新华书店经销

开本 787×1092　1/16　印张 12　字数 225 千字

2021 年 8 月第 1 版　2021 年 8 月第 1 次印刷

书号　ISBN 978 – 7 – 5132 – 6785 – 4

定价　88.00 元

网址　www.cptcm.com

服 务 热 线　010–64405720

购 书 热 线　010–89535836

维 权 打 假　010–64405753

微信服务号　zgzyycbs

微商城网址　https://kdt.im/LIdUGr

官 方 微 博　http://e.weibo.com/cptcm

天猫旗舰店网址　https://zgzyycbs.tmall.com

如有印装质量问题请与本社出版部联系（010–64405510）

《中医住院医师规范化培训——临床中药学手册》
编委会

主　编　王未寒

副主编　潘　波

编　委　王彩云　田皓升　朱延涛　陈新民
李成伟　李绍益　冷燕奎　季碧云
洪粤璐　潘建涛

前 言

中医住院医师规范化培训，遵循中医临床人才培养的基本规律和特点，是中医临床医师队伍建设和人才培养的重要环节，体现整体性、系统性和实践性。培训以中医临床实际需要为出发点，立足于中医基础理论、基本知识和基本技能，重在中医临床思维能力和临床技能的培养。医不识药，难成大医，熟悉并灵活运用中药是每个中医人必须具备的基本职业素养。

《中医住院医师规范化培训——临床中药学手册》是针对中医住院医师规范化培训学员、中医专业实习生等已具备中医药基本知识素养的中医临床工作者、学习者提供日常学习、考试和临床实践指导的一本参考用书。本书的编撰以《中华人民共和国药典（一部）》（2020 年版）为主要参考，并结合各版本《中药学》教材和历代本草文献的精华部分以及临床用药实际。

本书坚持“实用性”原则，总论部分简单介绍了中药的基本理论，包括中药的性能和应用。各论部分收载临床常用、常见中药 309 味，主要介绍每味药物的来源、别名、性味归经、功效、应用、用法用量、使用注意、经验鉴别等全部或部分内容。根据临床用药频率和重要性，我们将其分为“掌握”和“了解”两类，带★的为建议必须掌握和灵活运用的中药；带▲的为建议了解和熟悉的中药。为了方便学习和记忆，书中附以中药饮片图，以供参考。

本书具有科学严谨、体例简洁、简明实用的特点。考虑到读者对象已具备一定的中医药知识基础，故对中药的基本理论仅作简单介绍，重点介绍每味药的功效、应用和性味归经等，希望能对临床工作者学习和使用中药有所帮助。

由于学识所限，不当之处敬请专家、学者不吝赐教，以便再版时修订提高。

本书的出版得到了广大同仁的大力支持，在此一并致以谢意！

《中医住院医师规范化培训——临床中药学手册》编委会

2021 年 2 月于金华

目录

总论

各论

总 论

第一章　中药的性能

第一节　四气和五味

每味药物都有四气五味的不同，因而也就具有不同的治疗作用。历代本草在论述药物的功用时，首先标明其“气”和“味”，可见气与味是药物性能的重要标志之一，这对于认识各种药物的共性和个性及临床用药都有实际意义。

一、四气

四气就是寒、热、温、凉 4 种药性，又称四性。它反映了药物对人体阴阳盛衰、寒热变化的作用倾向，为药性理论的重要组成部分，是说明药物作用的主要理论依据之一。四气之中寓有阴阳含义，寒凉属阴，温热属阳。寒凉与温热是相对立的两种药性，而寒与凉之间、温与热之间则仅是程度上的不同，即“凉次于寒”“温次于热”。有些本草文献对药物的四性还用“大热”“大寒”“微温”“微寒”加以描述，这是对中药四气程度不同的进一步区分，示以斟酌使用。然从四性本质而言，只有寒热两性的区分。

药性的寒热温凉是由药物作用于人体所产生的不同反应和所获得的不同疗效而总结出来的，与所治疗疾病的寒热性质是相对而言的，故药性的确定是以用药反应为依据，以病证寒热为基准的。能够减轻或消除热证的药物，一般属寒性或凉性；反之，能够减轻或消除寒证的药物，一般属温性或热性。

《神农本草经》云“疗寒以热药，疗热以寒药”，提出了如何掌握药物的四气理论用以指导临床用药的原则。寒凉药用治阳热证，温热药用治阴寒证，这是临床必须遵循的用药原则。反之，如果阴寒证用寒凉药、阳热证用温热药必然导致病情进一步恶化，甚至引起死亡。因此，王叔和云：“桂枝下咽，阳盛则毙；承气入胃，阴盛以亡。”李中梓《医宗必读》谓：“寒热温凉，一匕之谬，覆水难收。”

二、五味

五味是指药物有酸、苦、甘、辛、咸5种不同的药味。有些药还有淡味或涩味，因而实际上不止5种，但由于酸、苦、甘、辛、咸是最基本的5种药味，故仍称五味。不同的药味具有不同的治疗作用。

1. 辛味　辛“能散能行”，辛味药具有发散、行气、行血作用。一般而言，解表药、行气药、活血药多具有辛味。因此，辛味药多用治表证及气血阻滞之证，如紫苏叶发散风寒、木香行气止痛、川芎活血化瘀等。

2. 甘味　甘“能补能和能缓”，甘味药具有补益、和中、调和药性和缓急止痛作用。一般而言，滋养补虚、消食和胃、调和药性及缓解疼痛的药物多具有甘味。

3. 酸味　酸“能收能涩”，酸味药具有收敛、固涩作用。一般而言，固表止汗、敛肺止咳、涩肠止泻、固精缩尿、固崩止带的药物多具有酸味。酸味药多用治自汗盗汗、肺虚久咳、久泻久痢、遗精滑精、遗尿尿频、崩漏不止等滑脱不禁的病证。

4. 苦味　苦“能泄、能燥、能坚”，苦味药具有清泄火热、泄气降逆、通泄大便、燥湿、泻火存阴等作用。一般而言，清热泻火、下气平喘、降逆止呕、通利大便、清热燥湿、散寒燥湿、泻火存阴的药物多具有苦味。

5. 咸味　咸“能下、能软”，咸味药具有泻下通便、软坚散结作用。一般而言，泻下通便及软化坚硬、消散结块的药物多具有咸味。咸味药多用治大便燥结、痰核、瘿瘤、痞块等症，如芒硝泻下通便、瓦楞子软坚散结等。

由于每一种药物都具有性和味，故不能把性和味孤立起来看，性味显示了药物的部分性能，也显示出有些药物的共性。只有认识和掌握每一药物的全部性能，以及性味相同药物之间同中有异的特性，才能全面而准确地了解和使用药物。

第二节　升降浮沉

升降浮沉是表示药物对人体作用的不同趋向性。升即上升提举，趋向于上；降即下达降逆，趋向于下；浮即向外发散，趋向于外；沉向内收敛，趋向于内。升降浮沉是指药物对机体有向上、向下、向外、向内4种不同作用趋向。它是与疾病所表现的趋向性相对而言的。其中，升与降、浮与沉是相对立的，升与浮、沉与降既有区别，又有交叉，难以截然分开，在实际应用中，升与浮、沉与降又常相提并论。根据阴阳属性区分，则升浮属阳，沉降属阴。升降浮沉表明了药物作用的定向概念，也是药物作用的理论基础之一。由于疾病在病势上常常表现出向上（如呕吐、呃逆、喘息）、向下（如脱肛、遗尿、崩漏）、向外（如自汗、盗汗）、向内（表证未解而入里），在病位上有在表（如外感表证）、在里（如里实便秘）、在上（如目赤肿痛）、在下（如腹水、尿闭）等的不同，因而改善或消除这些病证的药物，相对来说也就分别具有升降浮沉的作用趋向。

升降浮沉代表不同的药性，表示药物不同的作用趋向。一般升浮药，其性主温热，味属辛、甘、淡，质地多为清虚之品，作用趋向多主上升、向外。就其所代表药物的具体功效而言，具有疏散解表、宣毒透疹、解毒消疮、宣肺止咳、温里散寒、软坚散结、温通经脉、行气开郁、开窍醒神、升阳举陷、涌吐等作用，故解表药、温里药、祛风寒湿药、行气药、活血祛瘀药、开窍药、补益药、涌吐药等多具有升浮药性。

一般沉降药，其性主寒凉，味属酸、苦、咸，质地多为重浊坚实之品，作用趋向多主下行向内。就其所代表的药物具体功效而言，具有清热泻火、泻下通便、利水渗湿、重镇安神、平肝潜阳、息风止痛、降逆平喘、止呕止呃、消积导滞、固表止汗、涩肠止泻、固崩止带、涩精止遗、收敛止血、收湿敛疮等作用，故清热药、泻下药、利水渗湿药、降气平喘药、降逆和胃药、安神药、平肝息风药、收敛止血药、收涩药等多具有沉降药性。

药物具有升降浮沉的性能，可以调整脏腑气机的紊乱，使之恢复正常的生理功能，或作用于机体的不同部位，因势利导，驱邪外出，从而达到治愈疾病的目的。总之，必须针对疾病发生部位有在上、在下、在表、在里的区别，病势上有上逆、下陷的区别，根据药物有升降浮沉的不同特性恰当选用药物，这也是指导临床用药必须遵循的重要原则。

第三节　归　经

归经表示药物作用部位。归是作用的归属、经是脏腑经络的概称。归经是指药物对于机体某部分的选择性作用，即某药对某些脏腑经络有特殊的亲和作用，因而对这些部位的病变起着主要或特殊的治疗作用。药物的归经不同，治疗作用也不同。归经指明了药物治病的适用范围，也就是说明了药效所在，包含药物定性定位的概念，是阐明药物作用机理，指导临床用药的药性理论基本内容之一。

中药归经理论的形成是在中医基本理论指导下，以脏腑经络学说为基础，以药物所治疗的具体病证为依据，经过长期临床实践，从药物的疗效中归纳总结出来的用药理论。

掌握归经便于临床辨证用药，即根据疾病的临床表现，通过辨证审因，诊断出病变所在脏腑经络部位，根据归经选择适当药物进行治疗。如热证，有肺热、心火、胃火、肝火等的不同，治疗时用药不同。若肺热咳喘，当用桑白皮、地骨皮等肺经药泻肺平喘；若胃火牙痛当用石膏、黄连等胃经药清泻胃火；若心火亢盛心悸失眠，当用朱砂、丹参等心经药清心安神；若肝热目赤，当用夏枯草、龙胆草等肝经药清肝明目。再如外感热病、热在卫分，发热、微恶风寒、头痛、咽痛，当用金银花、连翘等卫分药辛凉解表，清热解毒；若热入气分，面赤恶热、高热烦渴，当用石膏、知母等气分药清热泻火、生津止渴等。

掌握归经理论还有助于区别功效相似的药物。如同是利尿药，有麻黄的宣肺利尿、黄芪的健脾利尿、附子的温阳利水、猪苓的通利膀胱之水湿等的不同。又如羌活、葛根、柴胡、吴茱萸、细辛同为治头痛之药，但羌活善治太阳经头痛、葛根善治阳明经头痛、柴胡善治少阳经头痛、吴茱萸善治厥阴经头痛、细辛善治少阴经头痛。因此，在熟悉药物功效的同时，掌握药物的归经对相似药物的鉴别应用有十分重要的意义。

四气五味、升降浮沉、归经同是药性理论的重要组成部分，在应用时必须结合起来，全面分析，方能准确指导临床用药。

第四节　毒　性

历代本草书籍中常在每味药物的性味之下标明“有毒”“无毒”。“有毒”“无毒”也是药物性能的重要标志之一，是掌握药性必须注意的问题。

一、古代毒性的概念

古代常常把毒药看作是一切药物的总称，而把药物的毒性看作是药物的偏性，故《周礼·天官冢宰》有“医师掌医之政令，聚毒药以供医事”的说法，《尚书·说命篇》则谓“药弗瞑眩，厥疾弗瘳”。明代张景岳《类经》云：“药以治病，因毒为能，所谓毒者，以气味之有偏也。盖气味之正者，谷食之属是也，所以养人之正气。气味之偏者，药饵之属是也，所以去人之邪气，其为故也，正以人之为病，病在阴阳偏胜……大凡可辟邪安正者，均可称为毒药，故曰毒药攻邪也。”而《药治通义》引张载人言“凡药皆有毒也，非指大毒、小毒谓之毒”，论述了毒药的广义含义，阐明了毒性就是药物的偏性。与此同时，古代还把毒性看作是药物毒副作用大小的标志。如《素问·五常政大论》云“大毒治病，十去其六；常毒治病，十去其七；小毒治病，十去其八；无毒治病，十去其九；谷肉果菜食养尽之，无使过之，伤其正也”，将药物毒性强弱分为大毒、常毒、小毒、无毒4类。而《神农本草经》三品分类法也是以药物毒性的大小、有毒无毒作为分类依据的，并提出了使用毒药治病的方法："若用毒药以疗病，先起如黍粟，病去即止，不去倍之，不去十之，取去为度。"

二、现代药物毒性的概念

随着科学的发展、医学的进步，人们对毒性的认识逐步加深。所谓毒性一般是指药物对机体所产生的不良影响及损害性，包括急性毒性、亚急性毒性、亚慢性毒性、慢性毒性和特殊毒性，如致癌、致突变、致畸胎、成瘾等。所谓毒药一般是指对机体发生化学或物理作用，能损害机体引起功能障碍疾病甚至死亡的物质。剧毒药系指中毒剂量与治疗剂量比较接近，或某些治疗量已达到中毒剂量的范围，因此，治疗用药时安全系数小；亦指毒性对机体组织器官损害剧烈，可产生严重或不可逆的后果。

第二章　中药的应用

第一节　配　伍

根据病情的不同需要和药物的不同特点，有选择地将两种或以上的药物合在一起应用称配伍。初期治疗疾病一般采用单味药物，后因药物品种的日趋增多，对药性的特点不断明确，以及对疾病的认识逐渐深化，故用药就出现了多种配合应用的情况，并逐步积累了配伍用药规律，既照顾到复杂病情又增进了疗效，减少了毒副作用。《神农本草经》将药物的配伍关系归纳为“七情”，除单行者外，都是药物配伍关系。

1. 单行　单行是指用单味药治疗单一疾病的方法。对病情比较单纯的病证，往往选择一种针对性较强的药物即可达到治疗目的，如独参汤。

2. 相须　相须就是功效类似的药物配合应用，可以增强原有药物的功效。如附子、干姜配合应用，可增强温阳守中、回阳救逆的功效。相须是中药配伍应用的主要形式之一。

3. 相使　是以一种药物为主，另一种药物为辅，两药合用，辅药可以提高主药的功效。如黄芪配茯苓用治脾虚水肿，茯苓淡渗利湿，可增强黄芪益气利尿的作用。

4. 相畏　相畏就是一种药物的毒副作用能被另一种药物消除或减轻。如半夏畏生姜，即生姜可以抑制半夏的毒副作用。

5. 相杀　相杀就是一种药物能够消除或减轻另一种药物的毒副作用。如生白蜜杀乌头毒。相畏和相杀没有质的区别，是同一配伍关系的两种不同提法。

6. 相恶　相恶是一种药物能破坏另一种药物的功效。如人参恶莱菔子，莱菔子能削弱人参的补气作用。

7. 相反　相反就是两种药物同用能产生剧烈的毒副作用。如“十八反”“十九畏”中的若干药物，甘草反甘遂、贝母反乌头等。

七情中除单行外，相须、相使可以起到协同作用，能提高药效，是临床常用的配伍方法。相畏、相杀能够减轻或消除毒副作用，以保证安全用药，是使用毒副作用较强药物的配伍方法。相恶是因为药物的拮抗作用，抵消或削弱其中一种药物的功效。相反是药物的相互作用，能产生毒性反应或强烈的副作用，故相恶、相反是配伍用药的禁忌。

第二节　用药禁忌

为了确保疗效、避免毒副作用的产生，必须注意用药禁忌。中药的用药禁忌主要包括配伍禁忌、妊娠禁忌和服药饮食禁忌三个方面。

1. 配伍禁忌　配伍禁忌是指某些药物合用会产生剧烈的毒副作用或降低药效，因而应避免配伍应用。金元时期将相反药概括为“十八反”“十九畏”，并编成歌诀，便于诵读。

“十八反”即川乌、草乌反贝母、瓜蒌、半夏、白及、白蔹；甘草反甘遂、大戟、海藻、芫花；藜芦反人参、丹参、玄参、沙参、细辛、芍药。

“十九畏”即“硫黄原是火中精，朴硝一见便相争，水银莫与砒霜见，狼毒最怕密陀僧，巴豆性烈最为上，偏与牵牛不顺情，丁香莫与郁金见，牙硝难合京三棱，川乌草乌不顺犀，人参最怕五灵脂，官桂善能调冷气，若逢石脂便相欺，大凡修合看顺逆，炮爁炙煿莫相依”。

相反药物能否同用，历代医家众说不一。一些医家认为，相反药物同用会增强毒性，损害机体，强调不可同用。目前，在尚未搞清相反药物是否能同用的情况下，临床用药应采取慎重态度，若无充分把握，最好不用。

2. 妊娠禁忌　妊娠禁忌是指妇女妊娠期治疗用药的禁忌。某些药物具有损害胎元以致堕胎的副作用，应作为妊娠禁忌药物。一般禁忌药可分为慎用和禁用两大类。慎用药物包括桃仁、红花、牛膝、大黄、枳实、附子、肉桂、干姜、木通、冬葵子、瞿麦等；禁用药物如巴豆、牵牛、京大戟、商陆、麝香、三棱、莪术、水蛭、斑蝥、雄黄、砒霜等。

3. 服药饮食禁忌　服药饮食禁忌是指服药期间对某些食物的禁忌，即通常所说的忌口。服中药期间，一般应忌食生冷、油腻、腥膻、有刺激性的食物。此外，根据病情的不同，饮食禁忌也有区别。如热性病应忌食辛辣、油腻、煎炸之品；寒性病应忌食生冷、清凉饮料等；胸痹患者应忌食肥肉、脂肪、动物内脏，禁烟酒等；肝阳上亢、头晕目眩、肾病水肿应忌食盐、碱和酸辣太过之品；疮疡、皮肤病患者应忌食鱼、虾、蟹等腥膻发物及辛辣刺激性食物。此外，古代文献记载，丹参、茯苓、茯神忌醋；薄荷忌蟹肉；蜜反生葱、柿反蟹，这些均应作为服药禁忌的参考。

各 论

第三章　解表药

第一节　发散风寒药

★ 防风 Fangfeng

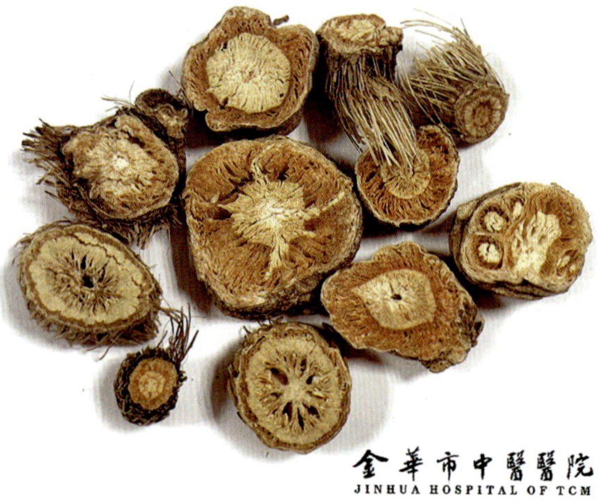

本品为伞形科植物防风的根。春秋两季采挖未抽花茎植株的根，除去须根及泥沙，晒干，切片。生用或炒炭用。

【别名】铜芸、回云、回草、百枝、百种。

【性味归经】辛、甘，微温。归膀胱、肝、脾经。

【功效】祛风解表，胜湿止痛，止痉。

【应用】①外感表证。②风疹瘙痒。③风湿痹痛。④破伤风证。

【用法用量】煎服，5 ～ 10g。

【使用注意】本品药性偏温，阴血亏虚、热病动风者不宜使用。

【经验鉴别】“蚯蚓头”“菊花心”。

★ 麻黄 Mahuang

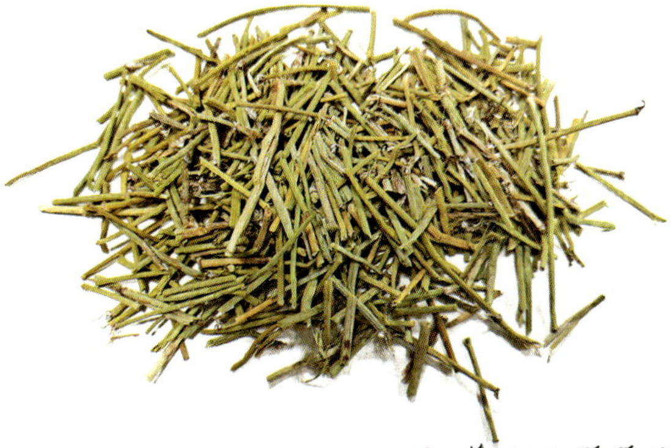

本品为麻黄科植物草麻黄、中麻黄或木贼麻黄草质茎。秋季采割绿色的草质茎，晒干，除去木质茎、残根及杂质，切段。生用、炙或捣绒用。

【别名】龙沙、狗骨、卑相、卑盐。

【性味归经】辛、微苦，温。归肺、膀胱经。

【功效】发汗解表，宣肺平喘，利水消肿。

【应用】①风寒感冒。②胸闷喘咳。③风水水肿。

【用法用量】煎服，2～10g。发汗解表宜生用。蜜麻黄润肺止咳，多用于表证已解，气喘咳嗽。

【使用注意】本品发汗宣肺力强，凡表虚自汗、阴虚盗汗及肺肾虚喘者均当慎用。本品能兴奋中枢神经，收缩血管，升高血压，运动员慎用。

★ 桂枝 Guizhi

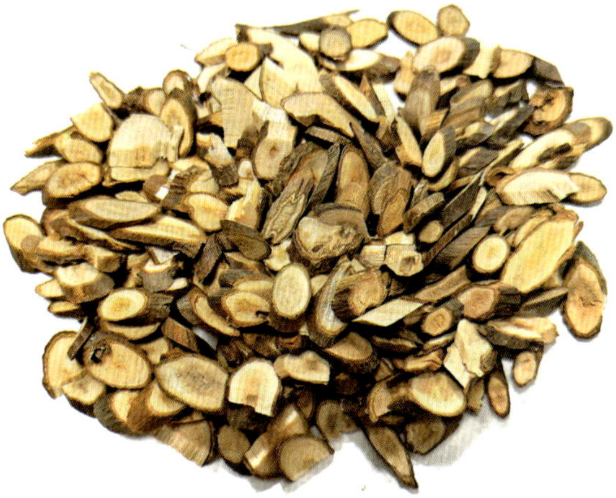

本品为樟科植物肉桂的干燥嫩枝。春夏两季采收，除去叶，晒干或切片晒干。生用。

【别名】玉桂、牡桂、菌桂、筒桂。

【性味归经】辛、甘，温。归心、肺、膀胱经。

【功效】发汗解肌，温通经脉，助阳化气，平冲降气。

【应用】①风寒感冒。②脘腹冷痛，血寒经闭，关节痹痛。③痰饮，蓄水证。④心悸，奔豚。

【用法用量】煎服，3～10g。

【使用注意】本品辛温助热，易伤阴动血，凡外感热病、阴虚火旺、血热妄行等证均当忌用。孕妇及月经过多者慎用。

▲ 羌活 Qianghuo

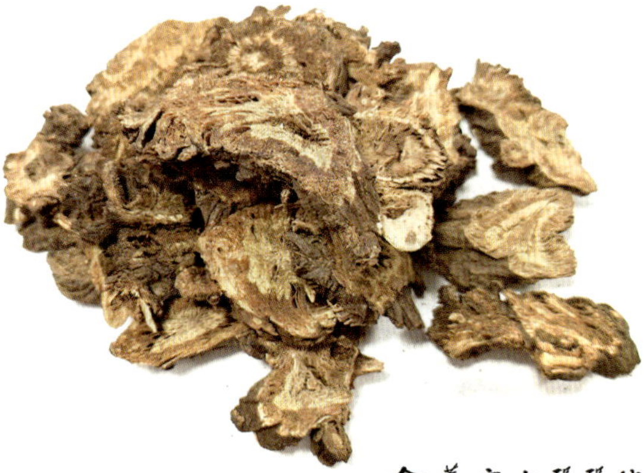

本品为伞形科植物羌活或宽叶羌活的干燥根茎及根。春秋两季采挖，除去须根及泥沙，晒干，切片。生用。

【别名】羌青、护羌使者、胡王使者、羌滑、退风使者、黑药。

【性味归经】辛、苦，温。归膀胱、肾经。

【功效】解表散寒，祛风除湿，止痛。

【应用】①风寒感冒。②头痛项强。③风湿痹痛。④肩背酸痛。

【用法用量】煎服，3～10g。

【使用注意】本品辛香温燥之性较烈，阴血亏虚者慎用。用量过多易致呕吐，脾胃虚弱者不宜服。

【经验鉴别】节上点状疣状凸起，气味刺鼻。

第二节　发散风热药

★ 柴胡 Chaihu

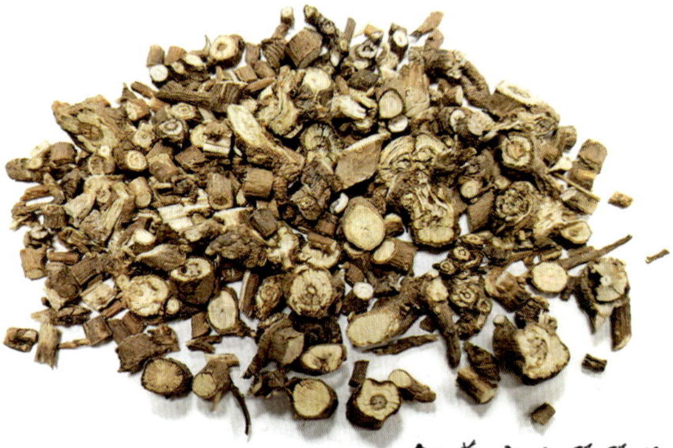

本品为伞形科植物柴胡或狭叶柴胡的干燥根。春秋两季采挖，除去茎叶及泥沙，干燥，切段。生用或醋炙用。

【别名】地熏、山菜、茹草、柴草。

【性味归经】苦、辛，微寒。归肝、胆、肺经。

【功效】解表退热，疏肝解郁，升举阳气。

【应用】①表证发热，寒热往来。②胸胁胀痛。③子宫脱垂，脱肛。④月经不调。

【用法用量】煎服，3～10g。解表退热宜生用，且用量宜稍重；疏肝解郁宜醋炙，升阳可生用或酒炙，其用量均宜稍轻。

【使用注意】柴胡其性升散，古人有“柴胡劫肝阴”之说，阴虚阳亢、肝风内动、阴虚火旺及气机上逆者忌用或慎用。

★ 葛根 Gegen

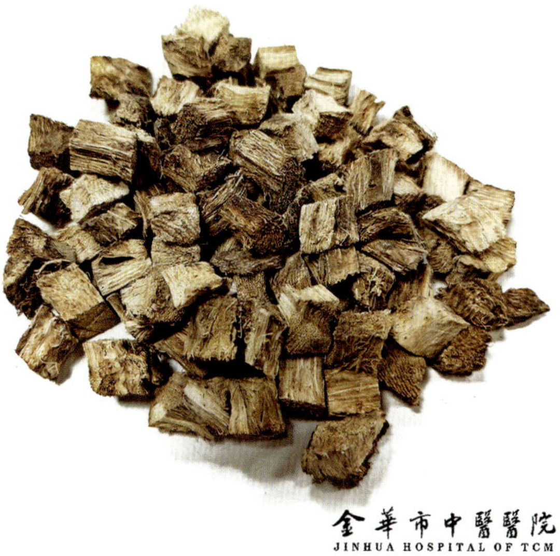

本品为豆科植物野葛的干燥根。秋冬两季采挖，野葛多趁鲜切成厚片或小块，干燥。生用或煨用。

【别名】葛条、甘葛、葛藤。

【性味归经】甘、辛，凉。归脾、胃、肺经。

【功效】解肌退热，生津止渴，透疹，升阳止泻，通经活络，解酒毒。

【应用】①表证发热，项背强痛。②麻疹不透。③口渴，消渴证。④热痢，泄泻。⑤眩晕头痛，胸痹心痛。⑥中风偏瘫。⑦酒毒伤中。

【用法用量】煎服，10～15g。解肌退热、透疹、生津宜生用，升阳止泻宜煨用。

【经验鉴别】纤维性强。

★ 薄荷 Bohe

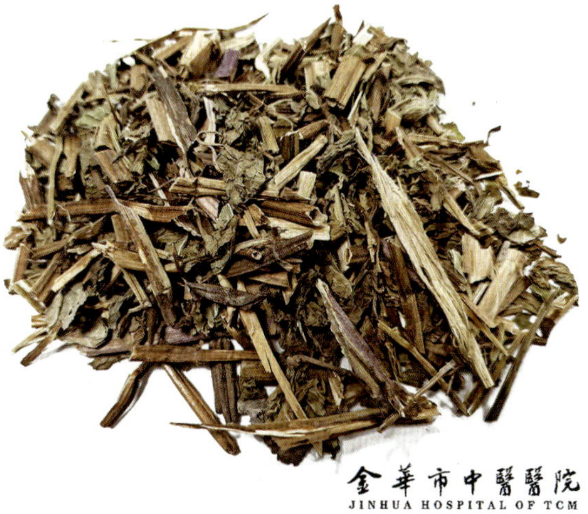

本品为唇形科植物薄荷的干燥地上部分。夏秋两季茎叶茂盛或花开至三轮时，选晴天分次采割，晒干或阴干，切段。生用。

【别名】野薄荷、夜息香。

【性味归经】辛，凉。归肺、肝经。

【功效】疏散风热，清利头目，利咽透疹，疏肝行气。

【应用】①风热感冒，风温初起。②头痛，目赤，喉痹，口疮。③麻疹，风疹。④胸胁胀闷。

【用法用量】煎服，3～6g；宜后下。薄荷叶长于发汗解表，薄荷梗偏于行气和中。

【使用注意】本品芳香辛散，发汗耗气，故体虚多汗者不宜使用。

【经验鉴别】茎方形，味辛凉。

★ 牛蒡子 Niubangzi

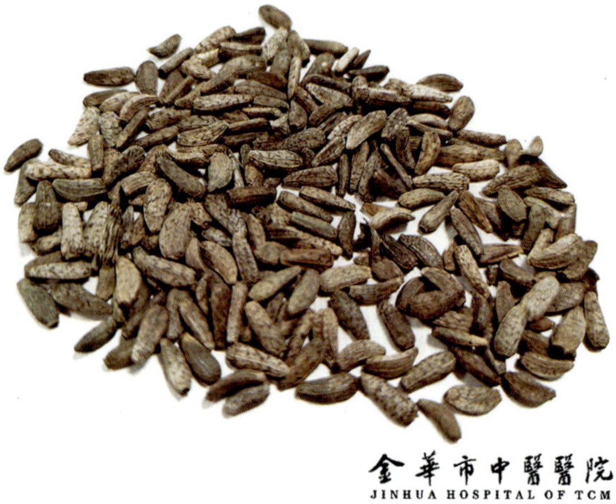

本品为菊科植物牛蒡的干燥成熟果实。秋季果实成熟时采收果序，晒干，打下果实，除去杂质，再晒干。生用或炒用，捣碎。

【别名】恶实、鼠黏子、黍黏子、大力子、毛然然子、黑风子、毛锥子、牛子。

【性味归经】辛、苦，寒。归肺、胃经。

【功效】疏散风热，宣肺透疹，解毒利咽。

【应用】①风热感冒，咳嗽痰多。②麻疹，风疹。③咽喉肿痛，痄腮，丹毒，痈肿疮毒。

【用法用量】煎服，6 ～ 12g。炒用可使其苦寒及滑肠之性略减。

【使用注意】本品性寒，滑肠通便，气虚便溏者慎用。

【经验鉴别】1 ～ 2 条明显纵棱。

★ 桑叶 Sangye

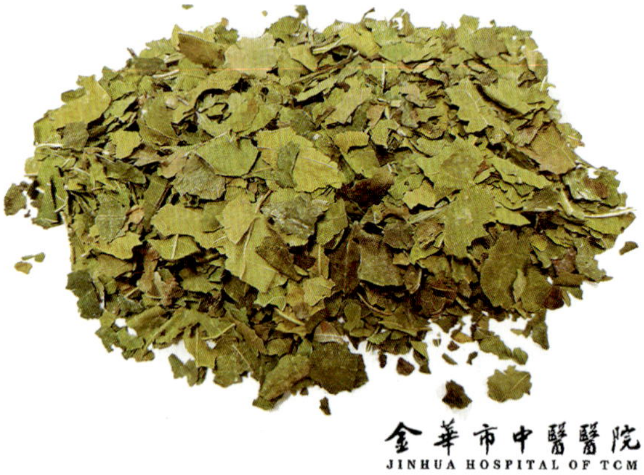

本品为桑科植物桑的干燥叶。初霜后采收，除去杂质，晒干。生用或蜜炙用。

【别名】绿萝、家桑、荆桑、桑椹树、黄桑叶、桑枣树。

【性味归经】甘、苦，寒。归肺、肝经。

【功效】疏散风热，清肺润燥，清肝明目。

【应用】①风热感冒。②肺热燥咳。③头晕头痛。④目赤昏花。⑤血热妄行之咯血、吐血、衄血。

【用法用量】煎服，5 ～ 10g；或入丸、散。外用煎水洗眼。桑叶蜜炙能增强润肺止咳的作用，故肺燥咳嗽多用蜜炙桑叶。

★ 菊花 Juhua

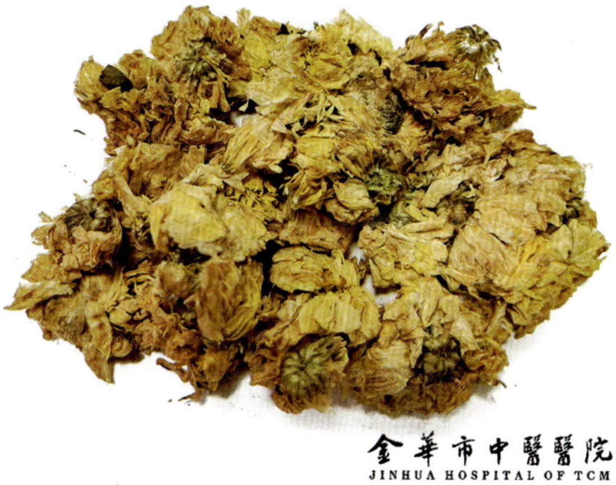

本品为菊科植物菊的干燥头状花序。9 ～ 11 月花盛开时分批采收，阴干或焙干，或熏、蒸后晒干。生用。

【别名】寿客、金英、黄华、秋菊、陶菊、日精、女华、延年、隐逸花、家菊。

【性味归经】甘、苦，微寒。归肺、肝经。

【功效】疏散风热，平肝明目，清热解毒。

【应用】①风热感冒。②头痛眩晕。③目赤肿痛，眼目昏花。④疮痈肿毒。

【用法用量】煎服，5 ～ 10g。疏散风热宜用黄菊花，平肝、清肝明目宜用白菊花。

★ 升麻 Shengma

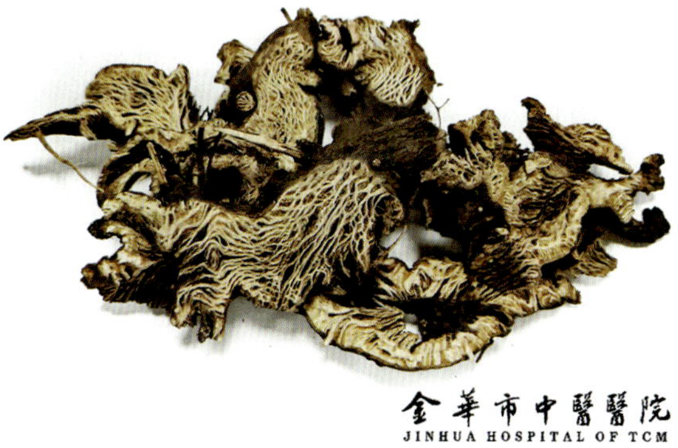

本品为毛茛科植物大三叶升麻、兴安升麻或升麻的干燥根茎。秋季采挖，除去泥沙，晒至须根干时，燎去或除去须根，晒干，切片。生用或蜜炙用。

【别名】龙眼根、周麻、窟窿牙根。

【性味归经】辛、微甘，微寒。归肺、脾、胃、大肠经。

【功效】发表透疹，清热解毒，升举阳气。

【应用】①外感表证。②麻疹不透。③齿痛口疮，咽喉肿痛，温毒发斑。④气虚下陷，脏器脱垂，崩漏下血。

【用法用量】煎服，3 ～ 10g。发表透疹、清热解毒宜生用，升阳举陷宜炙用。

【使用注意】麻疹已透、阴虚火旺，以及阴虚阳亢者均当忌用。

【经验鉴别】内部“网格状沟纹”，外黑内白。

▲ 蝉蜕 Chantui

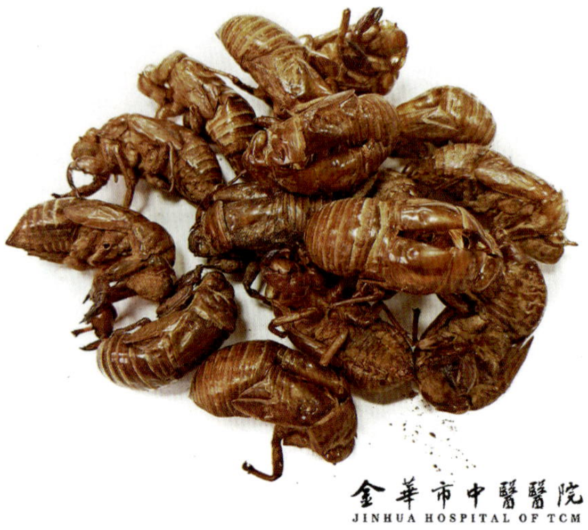

本品为蝉科昆虫黑蚱若虫羽化时脱落的皮壳。夏秋两季采集，除去泥土、杂质，晒干。生用。

【别名】蝉退、蝉衣、蝉壳、蚱蟟皮。

【性味归经】甘，寒。归肺、肝经。

【功效】疏散风热，利咽，透疹，明目退翳，解痉。

【应用】①风热感冒，咽痛音哑。②麻疹不透，风疹瘙痒。③目赤翳障。④惊风抽搐，破伤风。

【用法用量】煎服，3～6g，或单味研末冲服。一般病证用量宜小；止痉则需大量。

【使用注意】《名医别录》有“主妇人生子不下”的记载，故孕妇当慎用。

第四章　清热药

第一节　清热泻火药

★ 知母 Zhimu

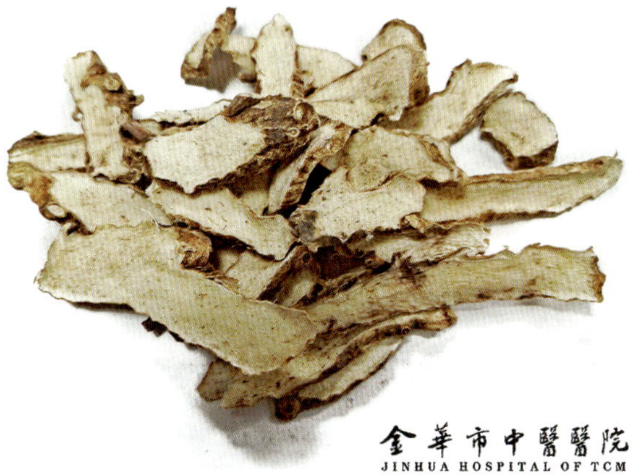

本品为百合科植物知母的干燥根茎。春秋两季采挖，除去须根及泥沙，晒干，习称“毛知母”。或除去外皮，晒干，切片入药。生用，或盐水炙用。

【别名】蚳母、连母、野蓼、地参。

【性味归经】苦、甘，寒。归肺、胃、肾经。

【功效】清热泻火，滋阴润燥。

【应用】①外感热病，高热烦渴。②肺热燥咳。③骨蒸潮热。④内热消渴。⑤肠燥便秘。

【用法用量】煎服，6 ～ 12g。

【使用注意】本品性寒质润，有滑肠作用，脾虚便溏者不宜用。

【经验鉴别】去皮为“光知母”“知母肉”；没去皮为“毛知母”。

★ 栀子 Zhizi

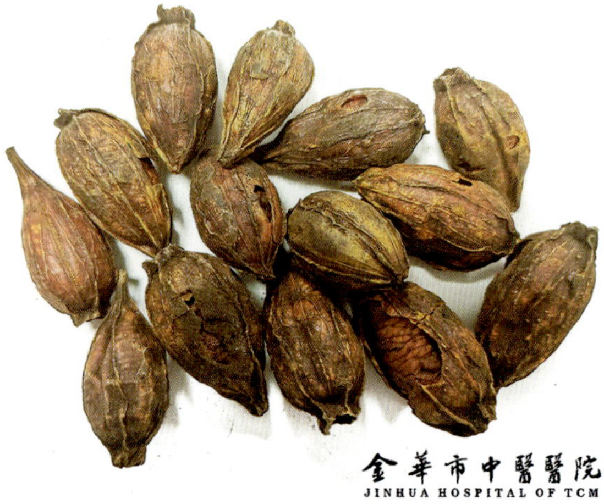

本品为茜草科植物栀子的干燥成熟果实。9～11月果实成熟显红黄色时采收。生用、炒焦或炒炭用。

【别名】黄栀子、黄果树、山栀子、红枝子等。

【性味归经】苦，寒。归心、肺、三焦经。

【功效】泻火除烦，清热利湿，凉血解毒。外用消肿止痛。

【应用】①热病心烦。②湿热黄疸。③血淋涩痛。④血热吐衄。⑤目赤肿痛。⑥火毒疮疡。⑦外治扭挫伤痛。

【用法用量】煎服，6～10g。外用生品适量，研末调敷。凉血止血宜用焦栀子。

【使用注意】本品苦寒伤胃，脾虚便溏者不宜用。

【经验鉴别】6条翅状纵棱，2～3个假隔膜。

★ 夏枯草 Xiakucao

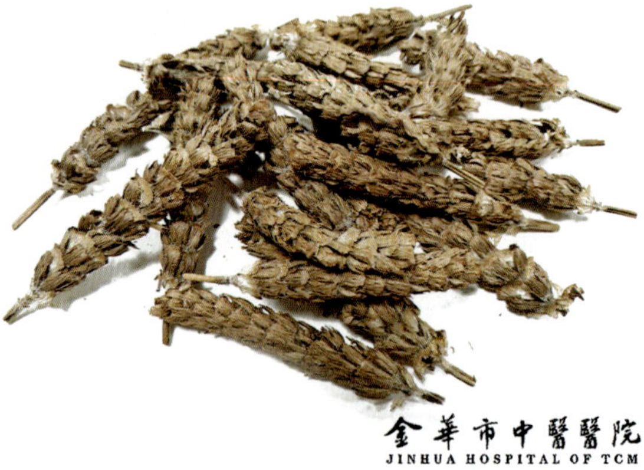

本品为唇形科植物夏枯草的干燥果穗。夏季果穗呈棕红色时采收，除去杂质，晒干。生用。

【别名】麦穗夏枯草、铁线夏枯草、麦夏枯、铁线夏枯、夕句、乃东等。

【性味归经】辛、苦，寒。归肝、胆经。

【功效】清热泻火，明目，散结消肿。

【应用】①目赤肿痛，头痛眩晕，目珠夜痛。②瘰疬，瘿瘤。③乳痈乳癖，乳房胀痛。

【用法用量】煎服，9～15g。或熬膏服。

【使用注意】脾胃虚弱者慎用。

★ 石膏 Shigao

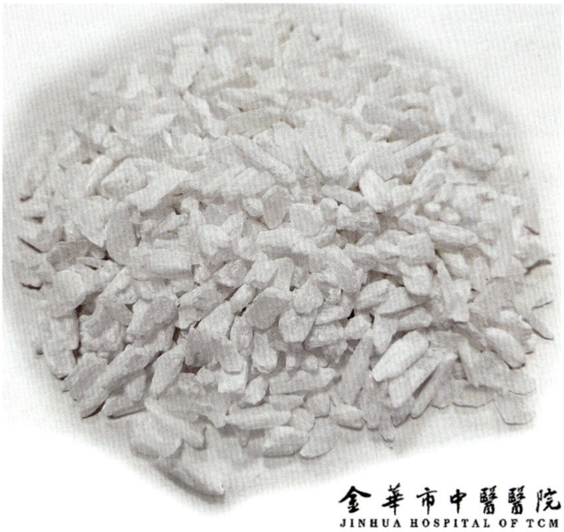

本品为硫酸盐类矿物硬石膏族石膏，主含含水硫酸钙（$CaSO_4 \cdot 2H_2O$），全年可采。采挖后，除去泥沙及杂石，研细。生用或煅用。

【别名】细石、细理石、软石膏、寒水石、白虎、玉大石、冰石。

【性味归经】甘、辛，大寒。归肺、胃经。

【功效】生用清热泻火，除烦止渴；煅用敛疮生肌，收湿，止血。

【应用】①外感热病，高热烦渴。②肺热喘咳。③胃火亢盛，牙痛头痛，内热消渴。④溃疡不敛，湿疹瘙痒，水火烫伤，外伤出血。

【用法用量】生石膏煎服，15 ～ 60g，宜先煎。煅石膏适量外用，研末撒敷患处。

【使用注意】脾胃虚寒及阴虚内热者忌用。

【经验鉴别】断面绢丝样光泽。

★ 芦根 Lugen

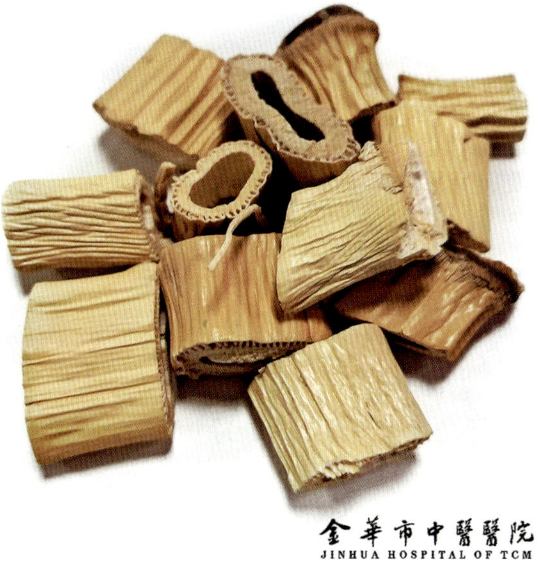

本品为禾本科植物芦苇的新鲜或干燥根茎。全年均可采挖，除去芽、须根及膜状叶。鲜用或晒干。

【别名】芦茅根、苇根、芦头、芦柴根。

【性味归经】甘，寒。归肺、胃经。

【功效】清热泻火，生津止渴，除烦，止呕，利尿。

【应用】①热病烦渴。②胃热呕哕。③肺热咳嗽，肺痈吐脓。④热淋涩痛。

【用法用量】煎服，干品 15 ～ 30g；鲜品加倍，或捣汁用。

【使用注意】脾胃虚寒者忌服。

★ 天花粉 Tianhuafen

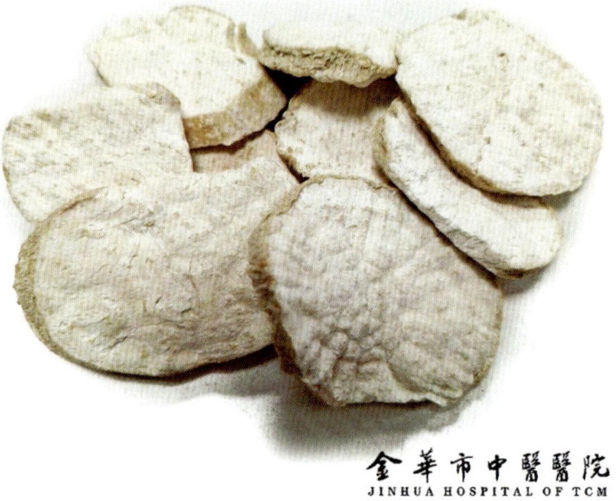

本品为葫芦科植物栝楼或双边栝楼的干燥根。秋冬两季采挖，洗净，除去外皮，切厚片。鲜用或干燥用。

【别名】瓜蒌根、白药、瑞雪、天瓜粉、花粉、屎瓜根、蒌粉。

【性味归经】甘、微苦，微寒。归肺、胃经。

【功效】清热泻火，生津止渴，消肿排脓。

【应用】①热病烦渴。②肺热燥咳。③内热消渴。④疮疡肿毒。

【用法用量】煎服，10 ～ 15g。

【使用注意】孕妇慎用；不宜与川乌、制川乌、草乌、制草乌、附子等乌头类药材同用。

【经验鉴别】断面黄色木质部，呈放射状。

★ 淡竹叶 Danzhuye

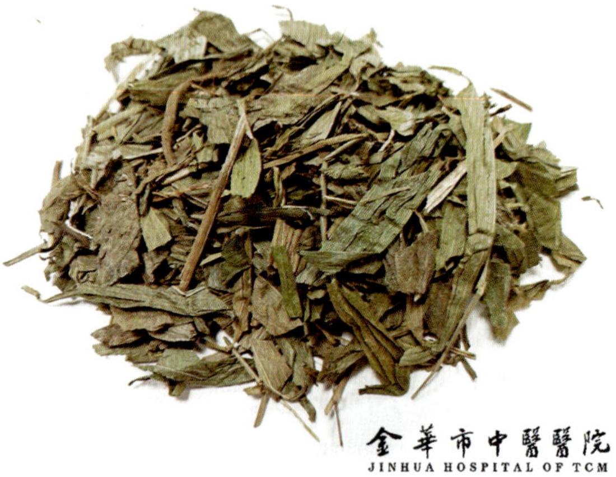

本品为禾本科植物淡竹叶的干燥茎叶。夏季末抽花穗前采割，晒干切段。生用。

【别名】碎骨子、山鸡米、金鸡米、竹叶门冬青、金竹叶、地竹。

【性味归经】甘、淡，寒。归心、胃、小肠经。

【功效】清热泻火，除烦止渴，利尿通淋。

【应用】①热病烦渴。②小便短赤涩痛，口舌生疮。

【用法用量】煎服，6 ～ 10g。

【使用注意】阴虚火旺、骨蒸潮热者忌用。

★ 决明子 Juemingzi

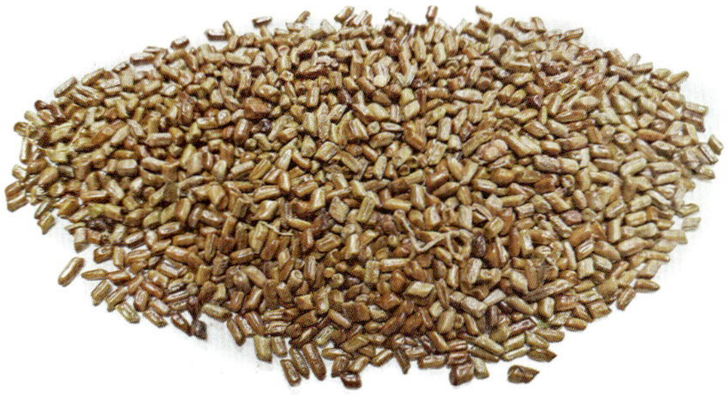

本品为豆科植物决明或小决明的干燥成熟种子。秋季采收成熟果实，晒干，打下种子，除去杂质。生用或炒用。

【别名】马蹄决明、钝叶决明、假绿豆、草决明。

【性味归经】甘、苦、咸，微寒。归肝、大肠经。

【功效】清热明目，润肠通便。

【应用】①目赤涩痛，羞明多泪，目暗不明。②头痛，眩晕。③大便秘结。

【用法用量】煎服，9～15g。用于润肠通便，不宜久煎。

【使用注意】气虚便溏者不宜用。

第二节　清热燥湿药

★ 黄芩 Huangqin

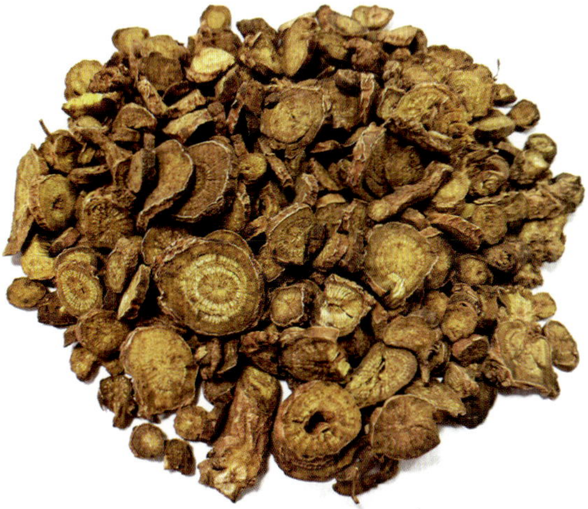

本品为唇形科植物黄芩的干燥根。春秋两季采挖，去除须根及泥沙，晒后撞去粗皮，蒸透或开水润透切片，晒干。生用、酒炙或炒炭用。

【别名】山茶根、土金茶根。

【性味归经】苦，寒。归肺、胆、脾、大肠、小肠经。

【功效】清热燥湿，泻火解毒，止血，安胎。

【应用】①湿温，暑湿，胸闷呕恶，湿热痞满，黄疸泻痢。②肺热咳嗽，高热烦渴。③血热吐衄。④痈肿疮毒。⑤胎动不安。

【用法用量】煎服，3～10g。清热多生用，安胎多炒用，清上焦热可酒炙用，止血可炒炭用。

【使用注意】本品苦寒伤胃，脾胃虚寒者不宜使用。

★ 黄柏 Huangbo

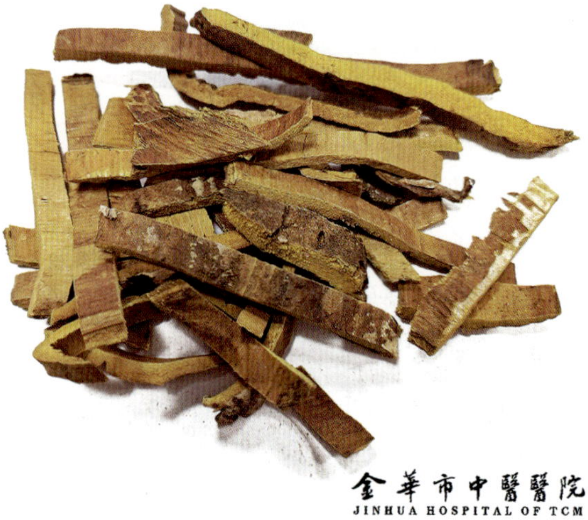

本品为芸香科植物黄皮树的干燥树皮，习称“川黄柏”。清明之后剥取树皮，除去粗皮，晒干压平；润透，切片或切丝。生用或盐水炙、炒炭用。

【别名】黄檗、元柏、檗木、檗皮。

【性味归经】苦，寒。归肾、膀胱经。

【功效】清热燥湿，泻火除蒸，解毒疗疮。

【应用】①湿热泻痢，黄疸尿赤。②带下阴痒，热淋涩痛。③脚气痿躄。④骨蒸劳热，盗汗，遗精。⑤疮疡肿毒，湿疹湿疮。⑥盐黄柏滋阴降火，用于阴虚火旺，盗汗骨蒸。

【用法用量】煎服，3 ～ 12g。外用适量。

【使用注意】本品苦寒，易伤胃气，脾胃虚寒者忌用。

★ 黄连 Huanglian

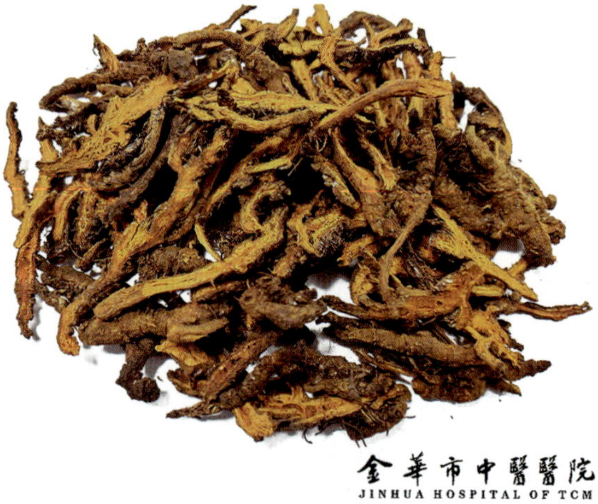

本品为毛茛科植物黄连、三角叶黄连或云连的干燥根茎。此三种分别习称“味连”“雅连”“云连”。秋季采挖，除去须根及泥沙，干燥。生用或清炒、姜汁炙、酒炙、吴茱萸水炙用。

【别名】味连、川连、鸡爪连。

【性味归经】苦，寒。归心、脾、胃、胆、大肠经。

【功效】清热燥湿，泻火解毒。

【应用】①湿热痞满，呕吐吞酸。②泻痢，黄疸。③高热神昏，心火亢盛，心烦不寐，心悸不宁，血热吐衄。④痈肿疖疮，目赤牙痛。⑤消渴。⑥外治湿疹，湿疮，耳道流脓。

【用法用量】煎服，2 ～ 5g。外用适量。

【使用注意】本品大苦大寒，过服、久服易伤脾胃，脾胃虚寒者忌用；苦燥易伤阴津，阴虚津伤者慎用。

★ 苦参 Kushen

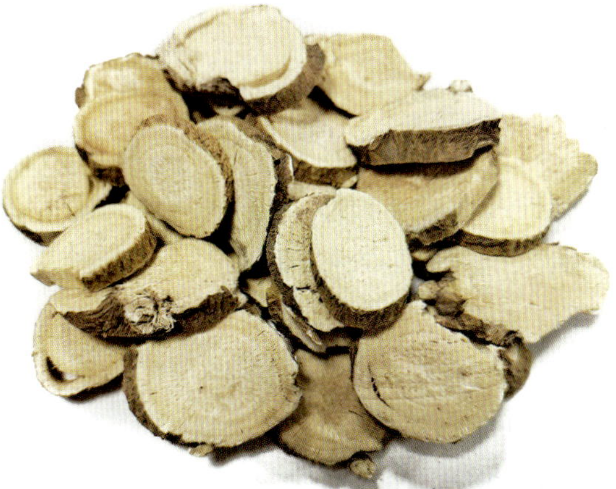

本品为豆科植物苦参的干燥根。春秋两季采挖，除去根头及小须根，洗净，干燥；或趁鲜切片，干燥。生用。

【别名】地槐、好汉枝、山槐子、野槐。

【性味归经】苦，寒。归心、肝、胃、大肠、膀胱经。

【功效】清热燥湿，杀虫，利尿。

【应用】①热痢便血，黄疸尿闭。②赤白带下，阴肿阴痒，湿疹湿疮，皮肤瘙痒，疥癣麻风。③外治滴虫性阴道炎。

【用法用量】煎服，4.5～9g。外用适量，煎汤洗患处。

【使用注意】脾胃虚寒者忌用，反藜芦。

【经验鉴别】外皮薄，易脱落，放射状纹理。

★ 白鲜皮 Baixianpi

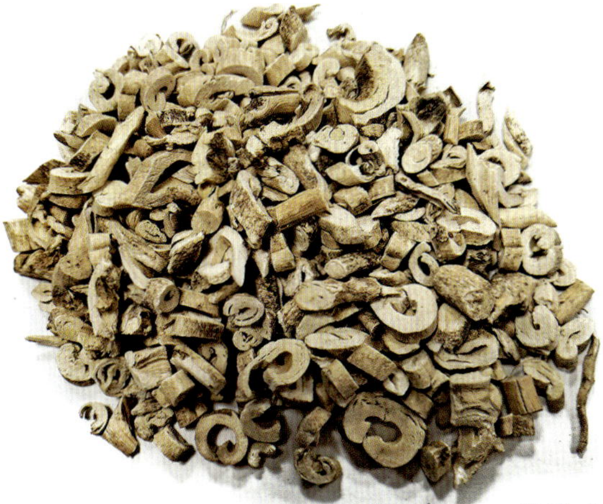

本品为芸香科植物白鲜的干燥根皮。春秋两季采挖根部，除去泥沙及粗皮，剥取根皮，切片，干燥。生用。

【别名】白藓皮、八股牛、山牡丹、羊鲜草。

【性味归经】苦，寒。归脾、胃、膀胱经。

【功效】清热燥湿，祛风解毒。

【应用】①湿热疮毒，黄水淋漓，湿疹，风疹，疥癣疮癞。②风湿热痹，黄疸尿赤。

【用法用量】煎服，5～10g。外用适量，煎汤洗或研粉敷。

【使用注意】脾胃虚寒者慎用。

【经验鉴别】羊膻味，味微苦，折断面有粉尘飞扬。

▲ 龙胆 Longdan

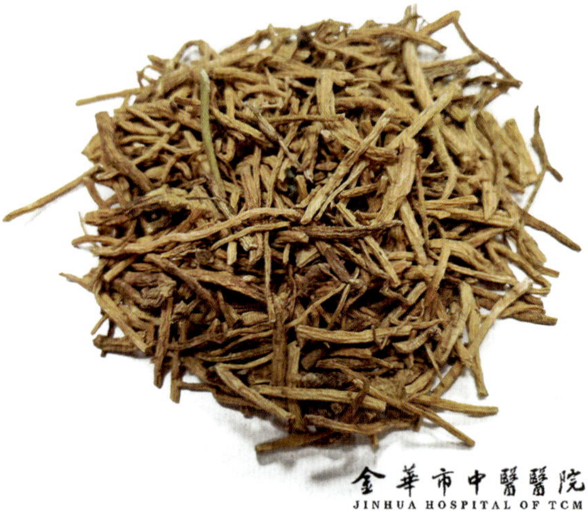

本品为龙胆科植物条叶龙胆、龙胆、三叶龙胆或坚龙胆干燥根及根茎。前三种习称“龙胆”，后一种习称“坚龙胆”。春秋两季采挖，洗净，晒干，切段。生用。

【别名】地胆头、磨地胆、鹿耳草。

【性味归经】苦，寒。归肝、胆经。

【功效】清热利湿，泻肝胆火。

【应用】①湿热黄疸，阴肿阴痒，带下，湿疹瘙痒。②肝火目赤，耳鸣耳聋，胁痛口苦。③强中，惊风抽搐。

【用法用量】煎服，3 ～ 6g。

【使用注意】脾胃虚寒者不宜用，阴虚津伤者慎用。

▲ 秦皮 Qinpi

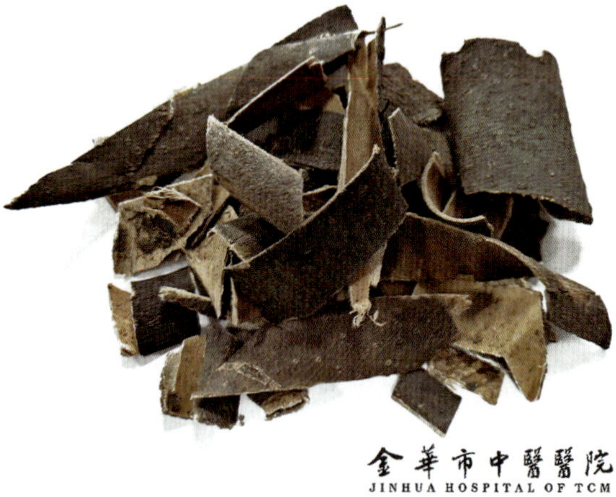

本品为木犀科植物苦枥白蜡树、白蜡树、尖叶白蜡树或宿柱白蜡树的干燥枝皮或干皮。春秋两季剥取，晒干。生用。

【别名】岑皮、秦白皮、枒木皮、蜡树皮。

【性味归经】苦、涩，寒。归肝、胆、大肠经。

【功效】清热燥湿，收涩止痢，止带，明目。

【应用】①湿热泻痢，带下。②肝热目赤肿痛，目生翳膜。

【用法用量】煎服，3 ～ 6g。外用适量，煎洗患处。

【使用注意】脾胃虚寒者忌用。

第三节　清热解毒药

★ 蒲公英 Pugongying

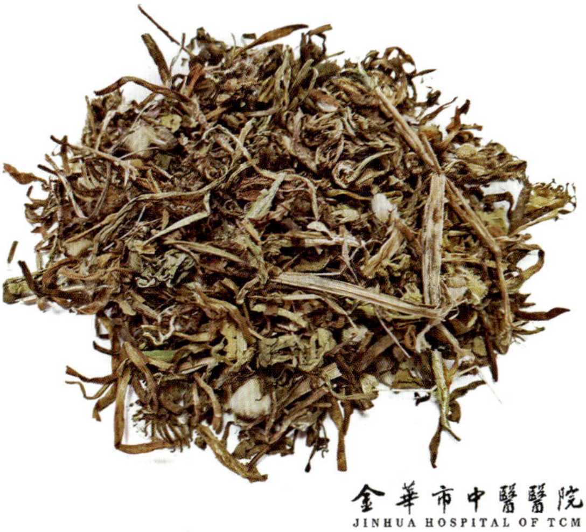

本品为菊科植物蒲公英、碱地蒲公英或同属数种植物的干燥全草。全国各地均有分布。夏至秋季花初开时采挖，除去杂质，洗净，切段，晒干。鲜用或生用。

【别名】黄花地丁、婆婆丁、华花郎。

【性味归经】苦、甘，寒。归肝、胃经。

【功效】清热解毒，消肿散结，利尿通淋。

【应用】①疔疮肿毒，乳痈，肺痈，肠痈。②湿热黄疸，热淋涩痛。③瘰疬，目赤，咽痛。

【用法用量】煎服，10 ～ 15g。外用鲜品适量捣敷或煎汤熏洗患处。

【使用注意】用量过大，可致缓泻。

★ 白花蛇舌草 Baihuasheshecao

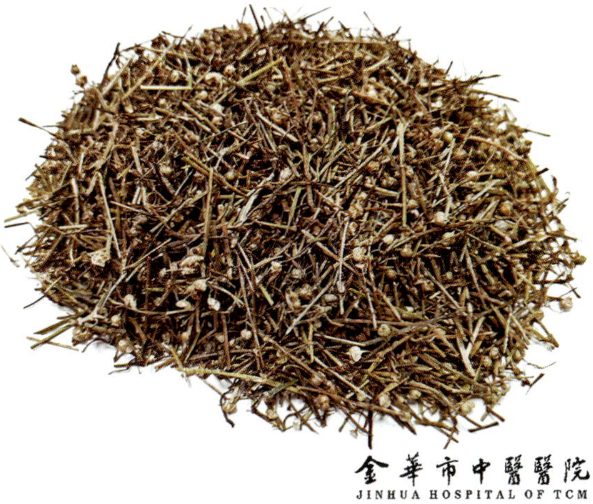

本品为茜草科植物白花蛇舌草的全草。夏秋两季采收，洗净或晒干，切段。生用。

【别名】蛇舌草、羊须草、蛇总管。

【性味归经】微苦、甘，寒。归胃、大肠、小肠经。

【功效】清热解毒，散结消肿，利湿通淋。

【应用】①痈肿疮毒，咽喉肿痛，毒蛇咬伤。②热淋涩痛。③湿热黄疸。

【用法用量】煎服，15 ～ 60g。外用适量。

【使用注意】阴疽及脾胃虚寒者忌用。

【经验鉴别】两个“小铃铛”。

★ 金银花 Jinyinhua

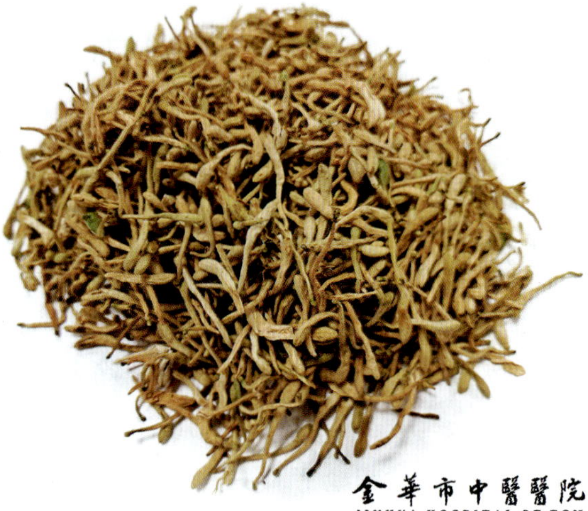

本品为忍冬科植物忍冬的干燥花蕾或带初开的花。夏初花开放前采摘，阴干。生用、炒用或制成露剂使用。

【别名】金银藤、银藤、二色花藤、二宝藤、右转藤、子风藤、鸳鸯藤、二花。

【性味归经】甘，寒。归肺、心、胃经。

【功效】清热解毒，疏散风热。

【应用】①痈肿疔疮。②外感风热，温病发热。③热毒血痢。④喉痹丹毒。

【用法用量】煎服，6～15g。疏散风热、清泄里热以生品为佳；炒炭宜用于热毒血痢；露剂多用于暑热烦渴。

【使用注意】脾胃虚寒及气虚疮疡脓清者忌用。

★ 连翘 Lianqiao

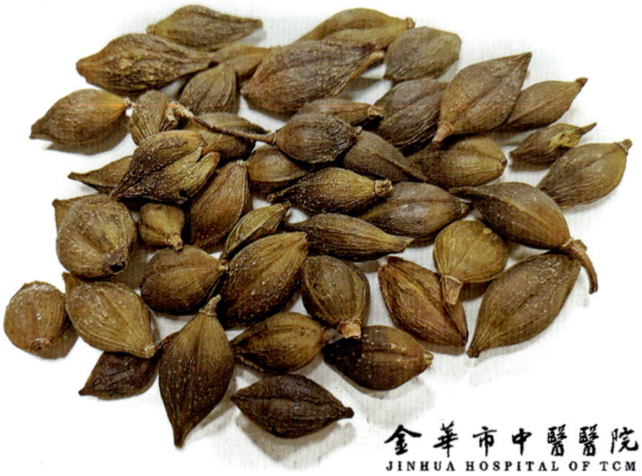

本品为木犀科植物连翘的干燥果实。秋季果实初熟尚带绿色时采收，除去杂质，蒸熟，晒干，习称“青翘”；果实熟透时采收，晒干，除去杂质，习称“老翘”。

【别名】黄花杆、黄寿丹。

【性味归经】苦，微寒。归肺、心、小肠经。

【功效】清热解毒，消肿散结，疏散风热。

【应用】①痈疽，瘰疬，乳痈，丹毒。②风热外感，温病初起，温热入营，高热烦渴，神昏发斑。③热淋涩痛。

【用法用量】煎服，6～15g。

【使用注意】脾胃虚寒及气虚脓清者不宜用。

★ 穿心莲 Chuanxinlian

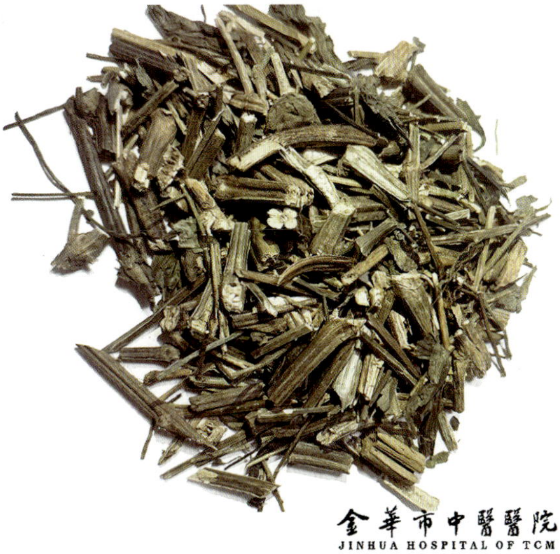

本品为爵床科植物穿心莲的干燥地上部分。秋初茎叶茂盛时采收，除去杂质，洗净，切段，晒干。生用，或鲜用。

【别名】春莲秋柳、一见喜、榄核莲、苦胆草、金香草、金耳钩、印度草、苦草等。

【性味归经】苦，寒。归心、肺、大肠、膀胱经。

【功效】清热解毒，凉血消肿。

【应用】①外感风热，温病初起。②咽喉肿痛，口舌生疮，顿咳劳嗽。③泄泻痢疾，热淋涩痛，痈肿疮疡，蛇虫咬伤。

【用法用量】煎服，6～9g。煎剂易致呕吐，故多做丸、散、片剂。外用适量。

【使用注意】不宜多服久服；脾胃虚寒者不宜用。

【经验鉴别】茎呈方柱形，“四方草”，味极苦。

★ 板蓝根 Banlangen

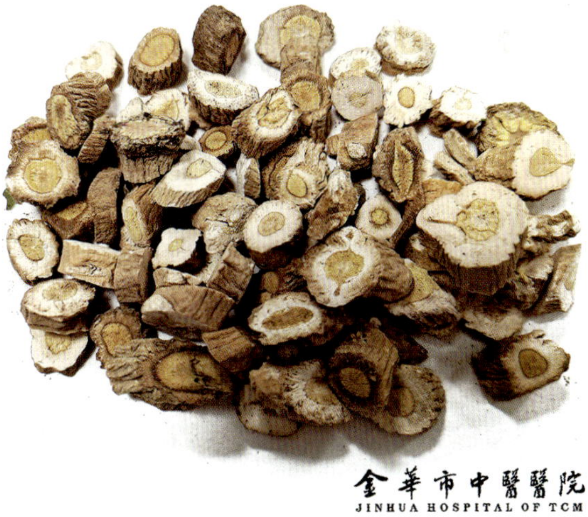

本品为十字花科植物菘蓝的干燥根。秋季采挖，除去泥沙，晒干，切片。生用。

【别名】靛青根、蓝靛根、大青根。

【性味归经】苦，寒。归心、胃经。

【功效】清热解毒，凉血利咽。

【应用】①温疫时毒，发热咽痛。②温毒发斑，痄腮，烂喉丹痧，大头瘟疫，丹毒，痈肿。

【用法用量】煎服，9～15g。

【使用注意】体虚而无实火热毒者忌服，脾胃虚寒者慎用。

【经验鉴别】皮白肉黄。

★ 土茯苓 Tufuling

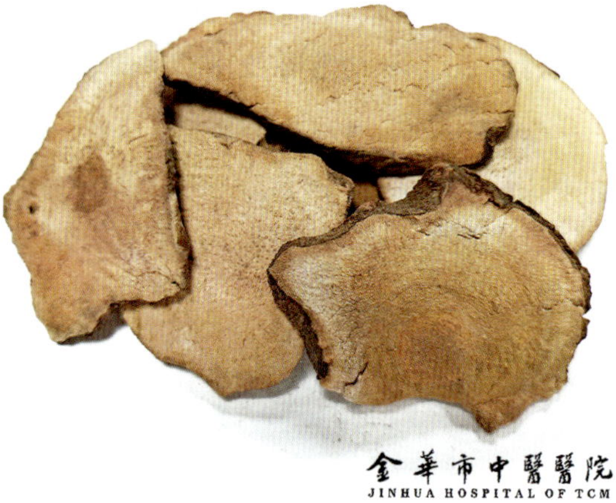

本品为百合科植物光叶菝葜的干燥块茎。夏秋两季采收，除去残茎和须根，洗净，晒干；或趁鲜切成薄片，干燥。生用。

【别名】禹余粮、白余粮、草禹余粮、刺猪苓、过山龙、硬饭、仙遗粮、土萆薢、冷饭团、山猪粪、山地栗、过冈龙、山牛、冷饭头、山归来、久老薯、毛尾薯、地胡苓、狗老薯、饭闭根、硬饭头薯、土苓、山遗粮、狗朗头、尖光头。

【性味归经】甘、淡，平。归肝、胃经。

【功效】解毒除湿，通利关节。

【应用】①梅毒。②湿热淋浊，带下。③痈肿，瘰疬，疥癣。④汞中毒所致的肢体拘挛，筋骨疼痛。

【用法用量】煎服，15～60g。外用适量。

【使用注意】肝肾阴虚者慎服。服药时忌茶。

【经验鉴别】粉性，断面淡棕色，折断有粉尘飞扬。

★ 鱼腥草 Yuxingcao

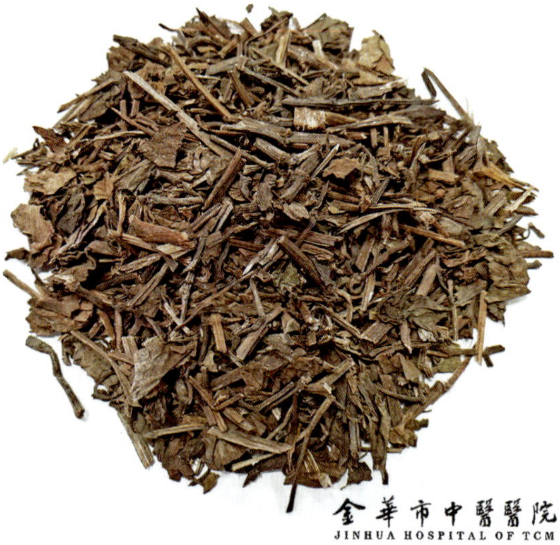

本品为三白草科植物蕺菜的新鲜全草或干燥地上部分。夏季茎叶茂盛花穗多时采割，除去杂质，迅速洗净，切段，晒干。生用。

【别名】折耳根、狗心草、狗点耳。

【性味归经】辛，微寒。归肺经。

【功效】清热解毒，消痈排脓，利尿通淋。

【应用】①肺痈吐脓，痰热喘咳。②热痢热淋。③痈肿疮毒。

【用法用量】煎服，15～25g，不宜久煎。鲜品用量加倍，水煎或捣汁服。外用适量，捣敷或煎汤熏洗患处。

【使用注意】本品含挥发油，不宜久煎。虚寒证及阴性疮疡忌服。

★ 金荞麦 Jinqiaomai

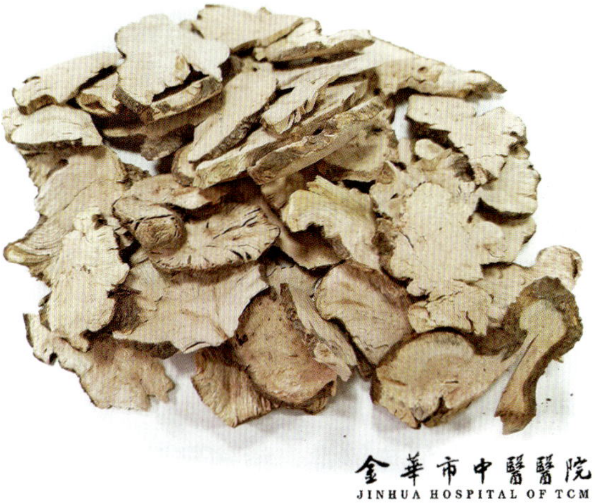

本品为蓼科植物金荞麦的干燥根茎。冬季采挖，除去茎及须根，洗净，晒干，切成厚片。生用。

【别名】苦荞麦、荞麦当归、荞麦三七、金锁银开、贼骨头、铁拳头、野南荞等。

【性味归经】微辛、涩，凉。归肺经。

【功效】清热解毒，排脓祛瘀。

【应用】①肺痈吐脓，肺热喘咳。②乳蛾肿痛。

【用法用量】煎服，15 ～ 45g。亦可用水或黄酒隔水密闭炖服。

★ 大血藤 Daxueteng

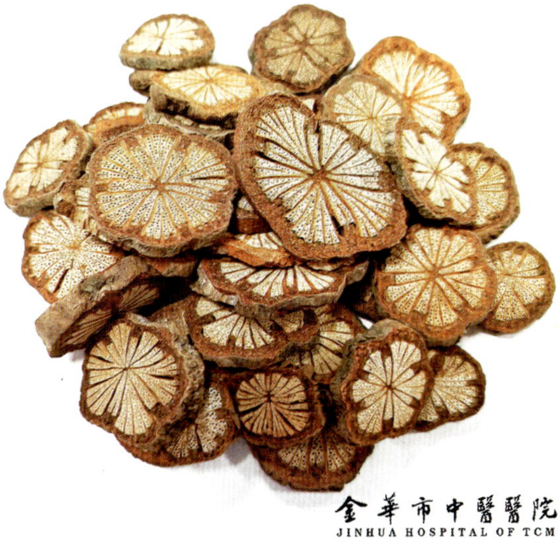

本品为木通科植物大血藤的干燥藤茎。秋冬两季采收，除去侧枝，截段，干燥，切厚片。生用。

【别名】血藤、红皮藤、大活血、红藤。

【性味归经】苦，平。归大肠、肝经。

【功效】清热解毒，活血，祛风止痛。

【应用】①肠痈腹痛，热毒疮疡。②跌仆肿痛，经闭痛经。③风湿痹痛。

【用法用量】煎服，9 ～ 15g。外用适量。

【使用注意】孕妇慎服。

【经验鉴别】皮部嵌入木部，呈放射状。

★ 败酱草 Baijiangcao

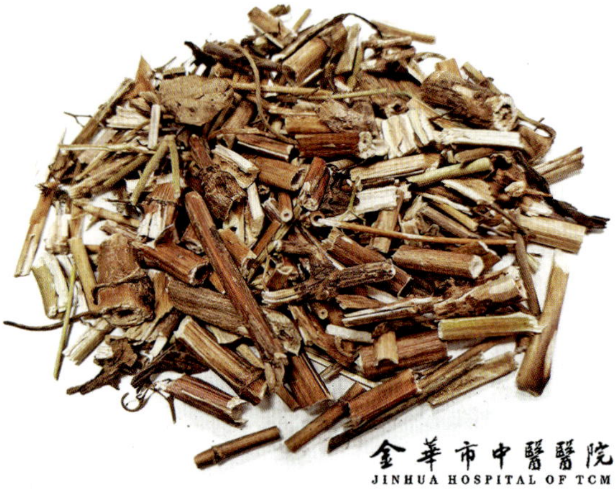

本品为败酱科植物黄花败酱或白花败酱的干燥全草。夏秋两季采收，全株拔起，除去泥沙，洗净，阴干或晒干，切段。生用。

【别名】苏败酱、遏蓝菜。

【性味归经】辛、苦，微寒。归胃、大肠、肝经。

【功效】清热解毒，消痈排脓，祛瘀止痛。

【应用】①肠痈肺痈，痈肿疮毒。②产后瘀阻腹痛。

【用法用量】煎服，6～15g。外用适量。

【使用注意】脾胃虚弱、食少泄泻者忌服。

★ 射干 Shegan

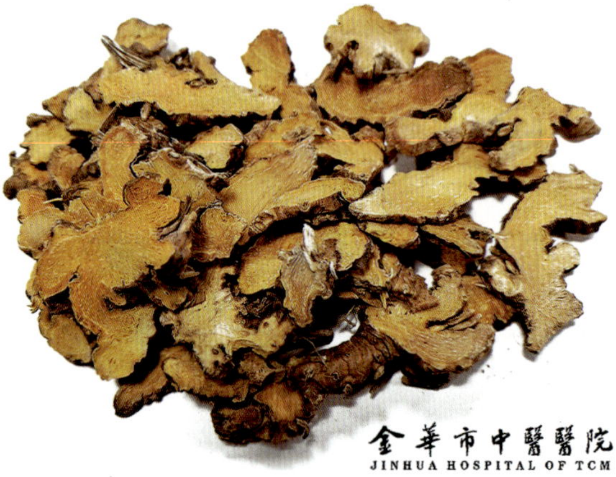

本品为鸢尾科植物射干的干燥根茎。春初刚发芽或秋末茎叶枯萎时采挖，以秋季采收为佳。除去苗茎、须根及泥沙，洗净，晒干，切片。生用。

【别名】乌扇、乌蒲、黄远、乌蓮、夜干、乌翣、乌吹、草姜、鬼扇、凤翼。

【性味归经】苦，寒。归肺经。

【功效】清热解毒，消痰利咽。

【应用】①热毒痰火郁结，咽喉肿痛。②痰涎壅盛，咳嗽气喘。

【用法用量】煎服，3～10g。

【使用注意】本品苦寒，脾虚便溏者不宜使用。孕妇忌用或慎用。

【经验鉴别】散在筋脉点或筋脉纹。

★ 山豆根 Shandougen

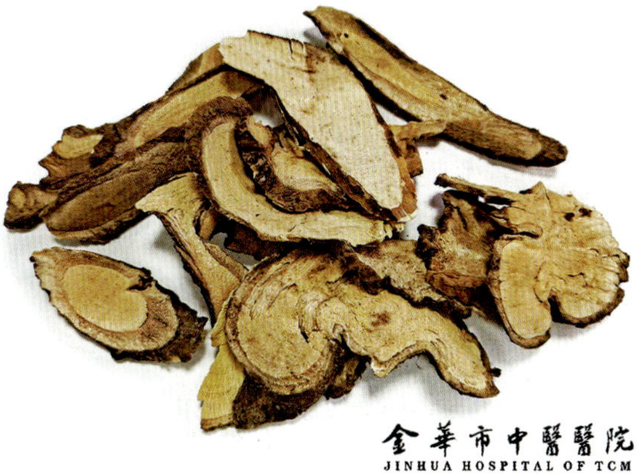

本品为豆科植物越南槐的干燥根及根茎。全年可采，以秋季采挖者为佳。除去杂质，洗净，干燥，切片。生用。

【别名】广豆根、三小叶山豆根、胡豆莲。

【性味归经】苦，寒；有毒。归肺、胃经。

【功效】清热解毒，消肿利咽。

【应用】①火毒蕴结，乳蛾喉痹，咽喉肿痛。②齿龈肿痛，口舌生疮。

【用法用量】煎服，3 ～ 6g。外用适量。

【使用注意】本品有毒，过量服用易引起呕吐、腹泻、胸闷、心悸等副作用，故用量不宜过大。脾胃虚寒者慎用。

【经验鉴别】豆腥气，味极苦。

★ 木蝴蝶 Muhudie

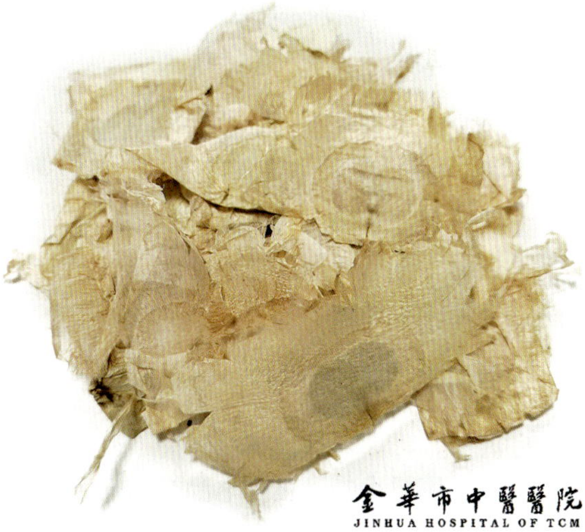

本品为紫葳科植物木蝴蝶的干燥成熟种子。秋冬两季采收成熟果实，曝晒至果实开裂，取出种子，晒干。生用。

【别名】云故纸、千张纸、玉蝴蝶。

【性味归经】苦、甘，凉。归肺、肝、胃经。

【功效】清肺利咽，疏肝和胃。

【应用】①肺热咳嗽，喉痹音哑。②肝胃气痛。

【用法用量】煎服，1 ～ 3g。

▲ 大青叶 Daqingye

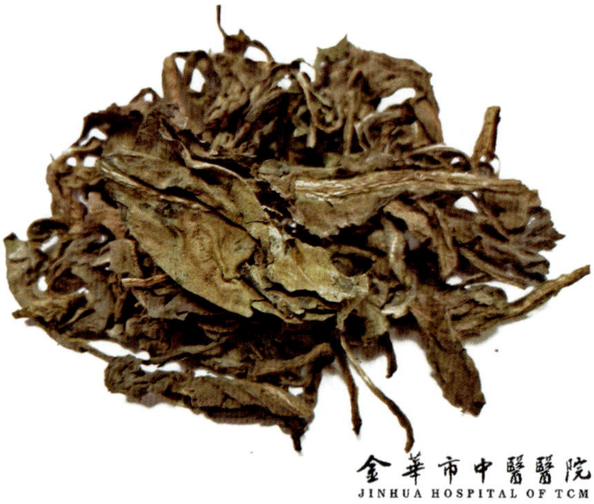

本品为十字花科植物菘蓝的干燥叶片。冬季栽培，夏秋两季分 2～3 次采收，略洗，切碎，鲜用或晒干。生用。

【别名】蓝叶、蓝菜。

【性味归经】苦，寒。归心、胃经。

【功效】清热解毒，凉血消斑。

【应用】①温病高热，神昏，发斑发疹。②痄腮，喉痹，丹毒，痈肿。

【用法用量】煎服，9～15g。外用适量。

【使用注意】脾胃虚寒者忌用。

▲ 青黛 Qingdai

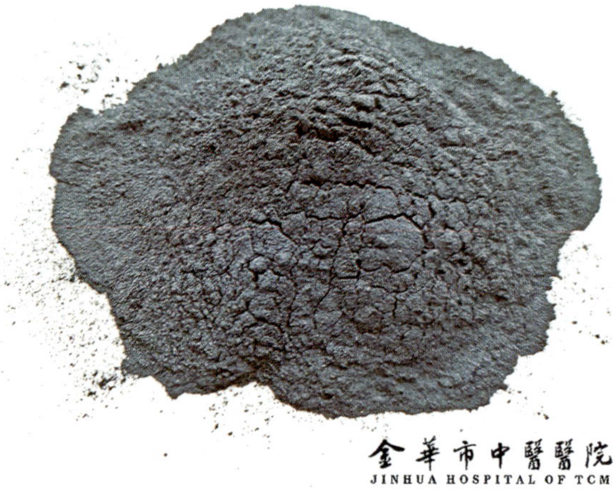

本品为爵床科植物马蓝、蓼科植物蓼蓝或十字花科植物菘蓝的叶或茎叶经加工制得的干燥粉末、团块或颗粒。研细用。

【别名】淀花、蓝露、青缸花、青蛤粉、靛沫花、靛花。

【性味归经】咸，寒。归肝、肺经。

【功效】清热解毒，凉血消斑，泻火定惊。

【应用】①温毒发斑，血热吐衄。②胸痛咯血。③口疮，喉痹，痄腮。④小儿惊痫。

【用法用量】1～3g。本品难溶于水，一般作散剂冲服，或入丸剂服用。外用适量。

【使用注意】胃寒者慎用。

▲ 绵马贯众 Mianmaguanzhong

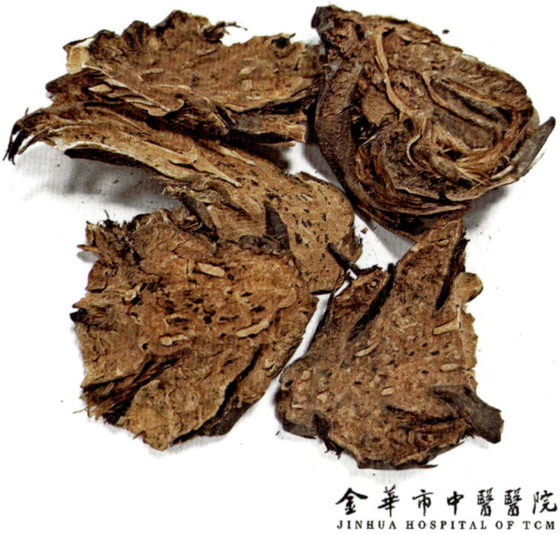

本品为鳞毛蕨科植物粗茎鳞毛蕨的带叶柄基部的干燥根茎和叶柄残基。秋季采挖，削去叶柄、须根，除去泥沙，晒干，切片。生用或炒炭用。

【别名】绵马鳞毛蕨、贯节、贯渠。

【性味归经】苦，微寒；有小毒。归肝、胃经。

【功效】清热解毒，杀虫。

【应用】①虫积腹痛。②疮疡。

【用法用量】煎服，4.5～9g。杀虫及清热解毒宜生用；止血宜炒炭用。外用适量。

【使用注意】本品有小毒，用量不宜过大。服用本品时忌油腻。脾胃虚寒者及孕妇慎用。

▲ 紫花地丁 Zihuadiding

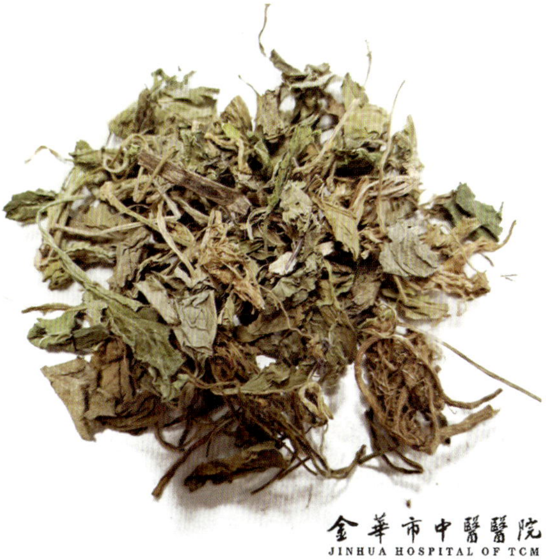

本品为堇菜科植物紫花地丁的干燥全草。春秋两季采收，除去杂质，洗净，切碎。鲜用或干燥生用。

【别名】野堇菜、光瓣堇菜、光萼堇菜。

【性味归经】苦、辛，寒。归心、肝经。

【功效】清热解毒，凉血消肿。

【应用】①疔疮肿毒，痈疽发背，丹毒。②毒蛇咬伤。

【用法用量】煎服，15～30g。外用鲜品适量，捣烂敷患处。

【使用注意】体质虚寒者忌服。

▲ 野菊花 Yejuhua

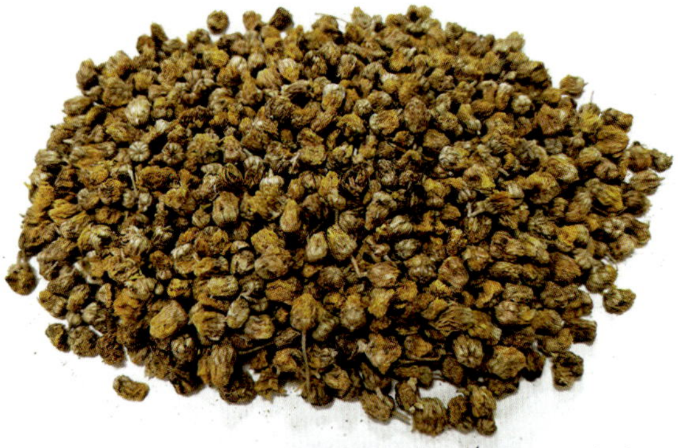

本品为菊科植物野菊的干燥头状花序。秋冬两季花初开时采摘，晒干。生用或蒸后晒干。

【别名】野黄菊花、苦薏。

【性味归经】苦、辛，微寒。归肝、心经。

【功效】清热解毒，泻火平肝。

【应用】①疔疮痈肿。②目赤肿痛，头痛眩晕。

【用法用量】煎服，9～15g。外用适量，煎汤外洗或制膏。

▲ 重楼 Chonglou

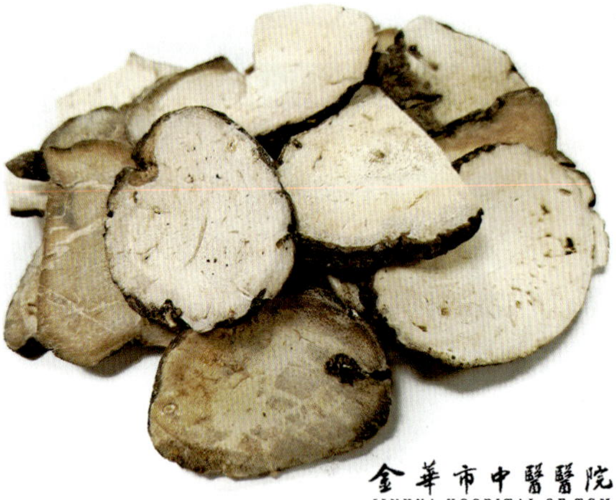

本品为百合科植物云南重楼或七叶一枝花的干燥根茎。秋季采挖，除去须根，洗净，晒干，切片。生用。

【别名】七叶一枝花、金线重楼、灯台七、铁灯台、蚤休、草河车、白河车、枝花头、海螺七、螺丝七。

【性味归经】苦，微寒；有小毒。归肝经。

【功效】清热解毒，消肿止痛，凉肝定惊。

【应用】①疔疮痈肿，咽喉肿痛，蛇虫咬伤。②惊风抽搐。③跌仆伤痛。

【用法用量】煎服，5～10g。外用适量，捣敷或研末调涂患处。

【使用注意】体虚、无实火热毒者、孕妇及患阴证疮疡者均忌服。

【不良反应】据报道，本品中毒量为60～90g，中毒潜伏期1～3小时，中毒症状为恶心、呕吐、腹泻、头痛头晕，严重者可导致痉挛。临床用药当引起注意。

【经验鉴别】断面平坦，浅棕色，角质呈粉性，以粉性白色为佳。

▲ 漏芦 Loulu

本品为菊科植物祁州漏芦的干燥根。春秋两季采挖，除去泥沙及须根，洗净，晒干，切片。生用。

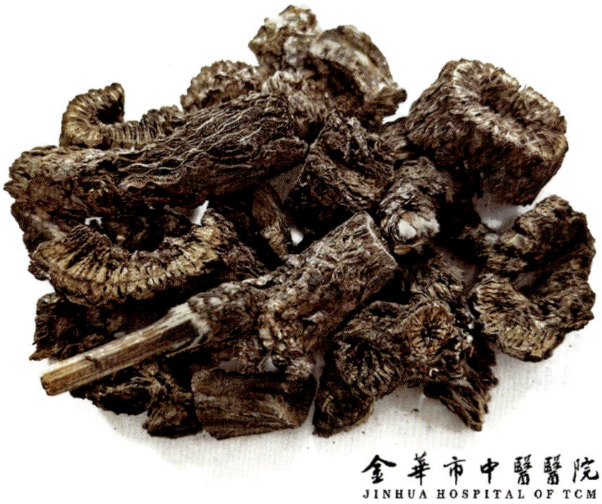

【别名】狼头花、野兰、鬼油麻。

【性味归经】苦，寒。归胃经。

【功效】清热解毒，消痈，下乳，舒筋通脉。

【应用】①乳痈肿痛，瘰疬疮毒，痈疽发背。②乳汁不下。③湿痹拘挛。

【用法用量】煎服，5 ～ 9g。外用研末调敷或煎水洗。

【使用注意】孕妇慎用。

▲ 白头翁 Baitouweng

本品为毛茛科植物白头翁的干燥根。春秋两季采挖，切薄片。生用。

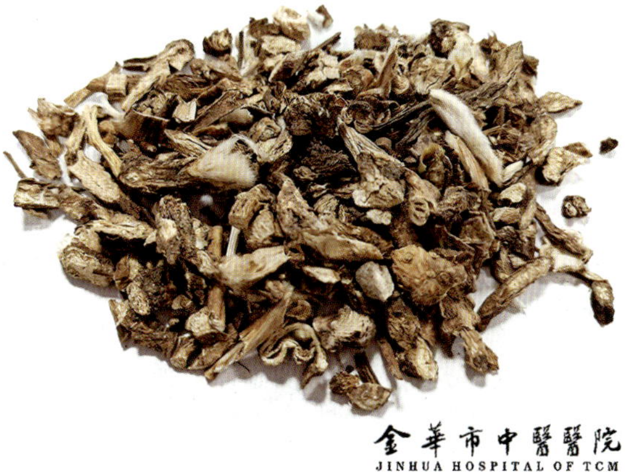

【别名】野丈人、胡王使者、白头公。

【性味归经】苦，寒。归胃、大肠经。

【功效】清热解毒，凉血止痢。

【应用】①热毒血痢。②阴痒带下。

【用法用量】煎服，9 ～ 15g。外用适量。

【使用注意】虚寒泄痢忌服。

★ 玄参 Xuanshen

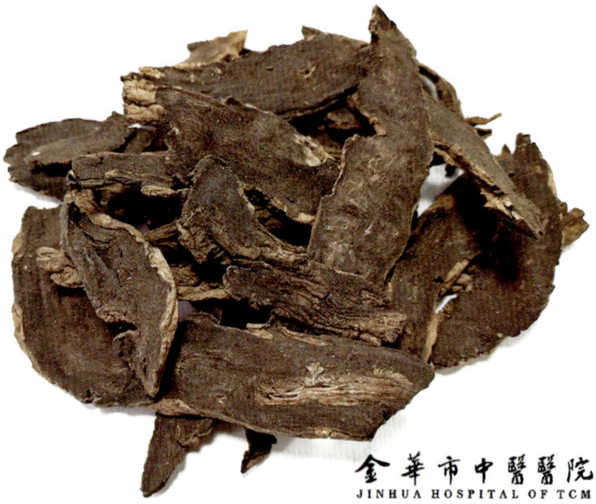

本品为玄参科植物玄参的干燥根。冬季茎叶枯萎时采挖。除去根茎、幼芽、须根及泥沙，晒或烘至半干，堆放 3 ～ 6 天，反复数次至干燥。生用。

【别名】元参、浙玄参、黑参、重台、鬼藏、正马、鹿肠、端、玄台、元参。

【性味归经】甘、苦、咸，微寒。归肺、胃、肾经。

【功效】清热凉血，滋阴降火，解毒散结。

【应用】①热入营血，温毒发斑。②热病伤阴，舌绛烦渴，津伤便秘，骨蒸劳嗽。③目赤，咽痛，白喉，瘰疬，痈肿疮毒。

【用法用量】煎服，9 ～ 15g。

【使用注意】脾胃虚寒、食少便溏者不宜服用。反藜芦。

★ 牡丹皮 Mudanpi

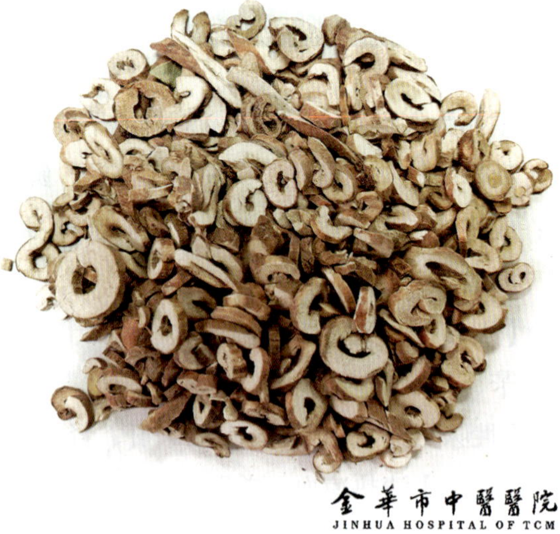

本品为毛茛科植物牡丹干燥根皮。秋季采挖根部，除去细根和泥沙，剥取根皮，晒干或刮去粗皮，除去木心，晒干。前者习称连丹皮，后者习称刮丹皮。生用或酒炙用。

【别名】牡丹根皮、丹皮、丹根。

【性味归经】苦、辛，微寒。归心、肝、肾经。

【功效】清热凉血，活血化瘀。

【应用】①热入营血，温毒发斑，吐血衄血。②温病伤阴，阴虚发热，夜热早凉，无汗骨蒸。③血滞经闭，痛经，跌打伤痛。④痈肿疮毒。

【用法用量】煎服，6 ～ 12g。清热凉血宜生用，活血祛瘀宜酒炙用。

【使用注意】血虚有寒、月经过多及孕妇不宜用。

★ 赤芍 Chishao

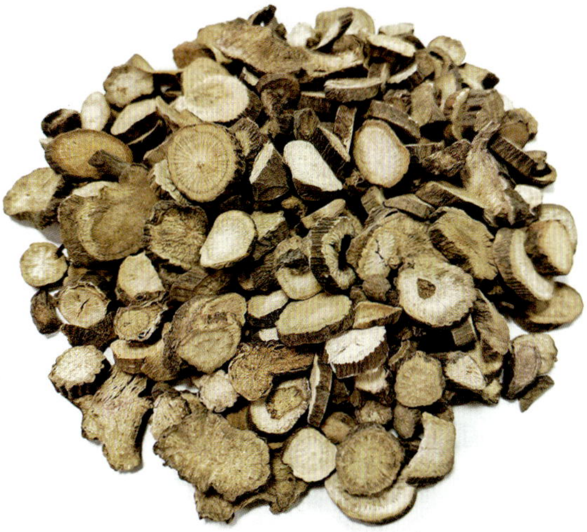

本品为毛茛科植物芍药或川赤芍的干燥根。春秋两季采挖，除去根茎、须根及泥沙，晒干，切片。生用，或炒用。

【别名】木芍药、草芍药、红芍药、毛果赤芍。

【性味归经】苦，微寒。归肝经。

【功效】清热凉血，散瘀止痛。

【应用】①热入营血，温毒发斑，吐血衄血。②目赤肿痛，痈肿疮疡。③肝郁胁痛，经闭痛经，癥瘕腹痛，跌打损伤。

【用法用量】煎服，6～12g。

【使用注意】血寒经闭不宜用。反藜芦。

【经验鉴别】以断面粉白色为佳，糟皮粉渣。

▲ 紫草 Zicao

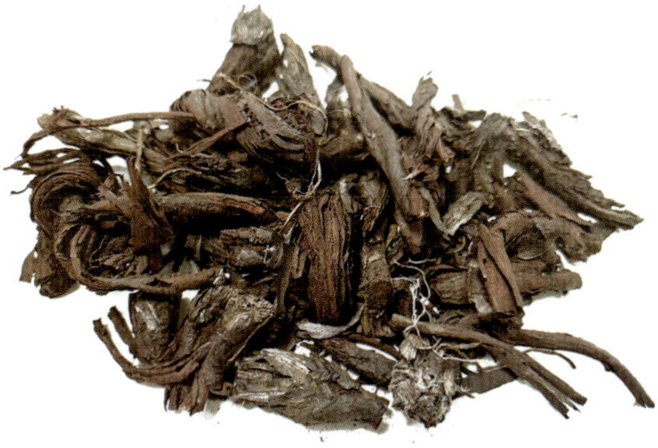

本品为紫草科植物新疆紫草或内蒙紫草的干燥根。春秋两季采挖，除去泥沙，干燥。生用。

【别名】硬紫草、大紫草、茈草、紫丹、地血、鸦衔草、紫草根、山紫草。

【性味归经】甘、咸，寒。归心、肝经。

【功效】清热凉血，活血解毒，透疹消斑。

【应用】①血热毒盛，斑疹紫黑，麻疹不透。②疮疡，湿疹，水火烫伤。

【用法用量】煎服，5～10g。外用适量，熬膏或用植物油浸泡涂搽。

【使用注意】本品性寒而滑利，脾虚便溏者忌服。

▲ 水牛角 Shuiniujiao

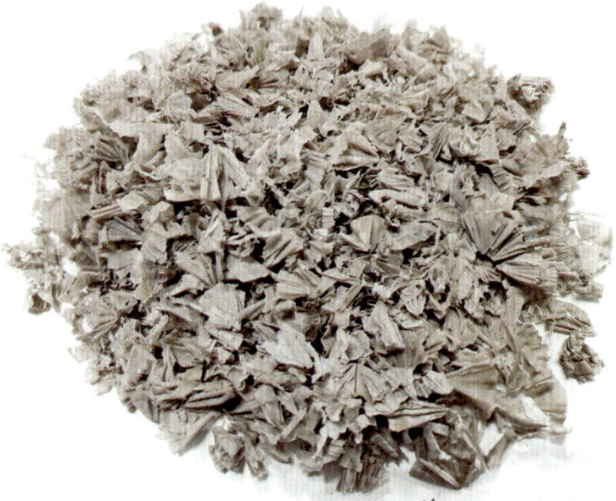

本品为牛科动物水牛的角。取角后，水煮，除去角塞，干燥，镑片或锉成粗粉。生用或制为浓缩粉用。

【别名】牛角尖、沙牛角。

【性味归经】苦，寒。归心、肝经。

【功效】清热凉血，解毒定惊。

【应用】①温病高热，神昏谵语，惊风癫狂。②血热妄行斑疹，吐血衄血。

【用法用量】镑片或粗粉煎服，15 ～ 30g，宜先煎 3 小时以上。水牛角浓缩粉冲服，每次 1.5 ～ 3g，每日两次。

【使用注意】脾胃虚寒者忌用。

第五节　清虚热药

★ 青蒿 Qinghao

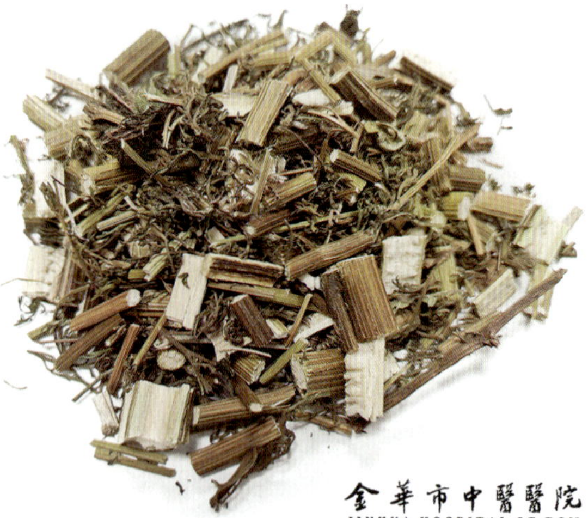

本品为菊科植物黄花蒿的干燥地上部分。秋季花盛开时采割，除去老茎。鲜用或阴干，切段生用。

【别名】草蒿、廪蒿、茵陈蒿、邪蒿、香蒿、苹蒿、黑蒿、白染艮。

【性味归经】苦、辛，寒。归肝、胆经。

【功效】清虚热，除骨蒸，解暑热，截疟，退黄。

【应用】①温邪伤阴，夜热早凉。②阴虚发热，骨蒸劳热。③暑邪发热。④疟疾寒热。⑤湿热黄疸。

【用法用量】煎服，6 ～ 12g，后下，不宜久煎；或鲜用绞汁服。

【使用注意】脾胃虚弱、肠滑泄泻者忌服。

★ 地骨皮 Digupi

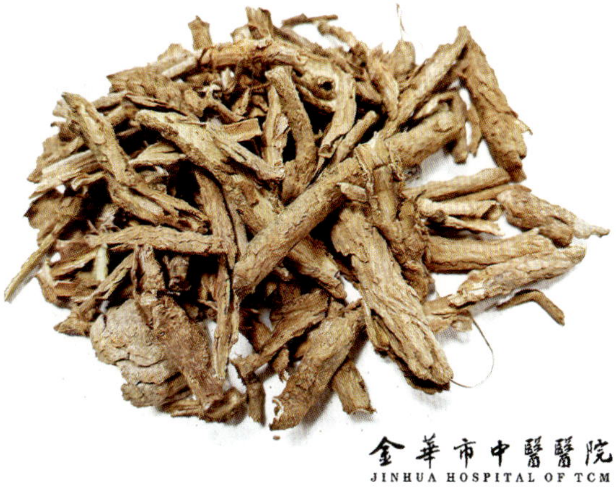

本品为茄科植物枸杞或宁夏枸杞的干燥根皮。初春或秋后采挖根部，洗净，剥取根皮，晒干，切段入药。

【别名】枸杞皮。

【性味归经】甘，寒。归肺、肝、肾经。

【功效】凉血除蒸，清肺降火。

【应用】①阴虚潮热，骨蒸盗汗。②肺热咳嗽。③咯血，衄血，内热消渴。

【用法用量】煎服，9～15g。

【使用注意】外感风寒发热及脾虚便溏者不宜用。

【经验鉴别】易呈鳞片状剥落，以肉厚、块大、无木心者为佳。

▲ 白薇 Baiwei

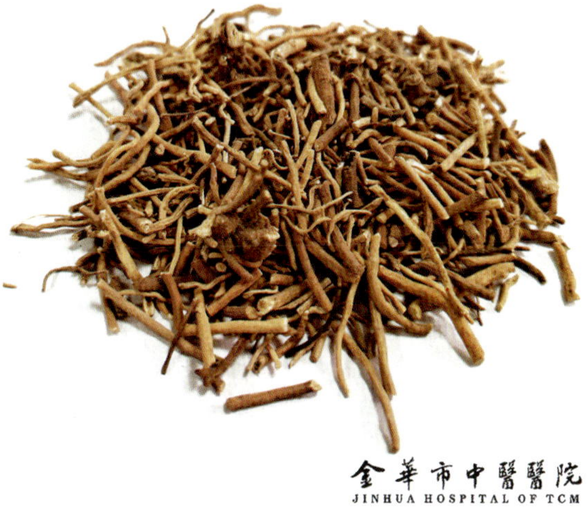

本品为萝藦科植物白薇或蔓生白薇的干燥根及根茎。春秋两季采挖，洗净，干燥。切段，生用。

【别名】薇草、知微老、老瓜瓢根、山烟根子、百荡草、白马薇、白前、老君须。

【性味归经】苦、咸，寒。归胃、肝、肾经。

【功效】清热凉血，利尿通淋，解毒疗疮。

【应用】①温邪伤营发热，阴虚骨蒸劳热，产后血虚发热。②热淋血淋。③痈疽肿毒。

【用法用量】煎服，5～10g。

【使用注意】脾胃虚寒、食少便溏者不宜服用。

【经验鉴别】实心白薇有结节，多弯曲。

▲ 银柴胡 Yinchaihu

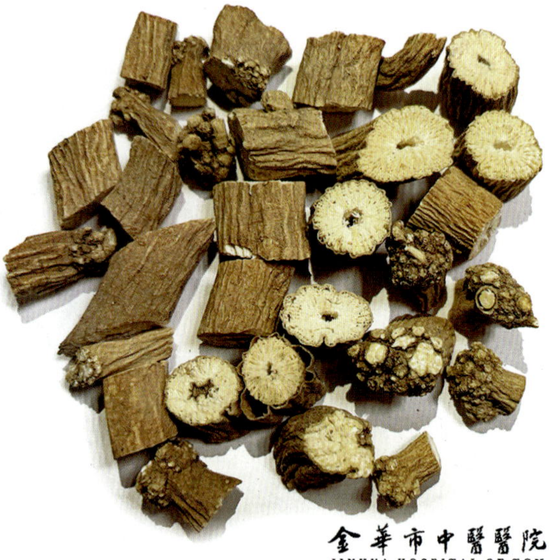

本品为石竹科植物银柴胡的干燥根。春夏间植株萌发或秋后茎叶枯萎时采挖，除去残茎、须根及泥沙，晒干。切片，生用。

【别名】银胡、山菜根、山马踏菜根、牛肚根、沙参儿、白根子、土参。

【性味归经】甘，微寒。归肝、胃经。

【功效】清虚热，除疳热。

【应用】①阴虚发热，骨蒸劳热。②小儿疳积发热。

【用法用量】煎服，3 ～ 10g。

【使用注意】外感风寒、血虚无热者忌用。

【经验鉴别】“珍珠盘”。

第五章　泻下药

第一节　攻下药

★ 大黄 Dahuang

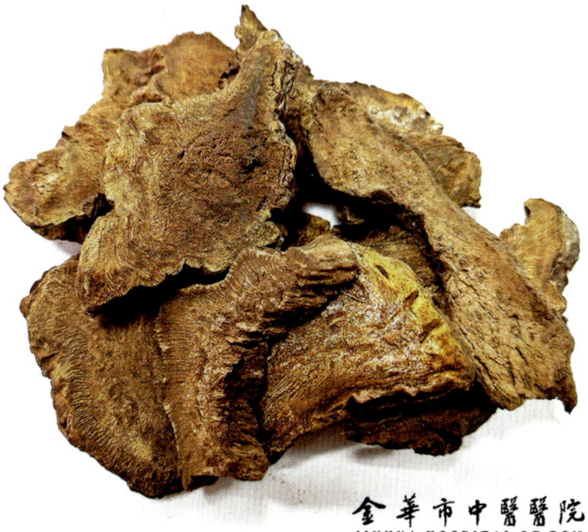

本品为蓼科植物掌叶大黄、唐古特大黄或药用大黄的干燥根及根茎。秋末茎叶枯萎或次春发芽前采挖。除去须根，刮去外皮切块干燥，生用，或酒炖、酒蒸、炒炭用。

【别名】将军、黄良、火参、肤如、蜀大黄、牛舌大黄、锦纹、生军、川军。

【性味归经】苦，寒。归脾、胃、大肠、肝、心包经。

【功效】泻下攻积，清热泻火，凉血解毒，逐瘀通经，利湿退黄。

【应用】①实热积滞便秘。②血热吐衄，目赤咽肿。③痈肿疔疮，肠痈腹痛。④瘀血经闭，产后瘀阻，跌打损伤。⑤湿热痢疾，黄疸尿赤，淋证，水肿。⑥外治烧烫伤。

【用法用量】煎服，3 ～ 15g。用于泻下不宜久煎或用开水泡服。外用适量，研末敷于患处。

【使用注意】本品为峻烈攻下之品，易伤正气，如非实证，不宜妄用。本品苦寒，易伤胃气，脾胃虚弱者慎用。其性沉降，且善活血祛瘀，故妇女怀孕、月经期、哺乳期应慎用。

【经验鉴别】根茎有散在星点，根形成层明显。

★ 芒硝 Mangxiao

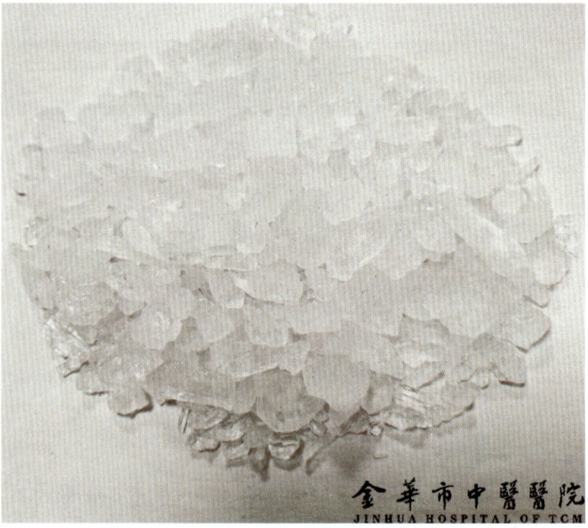

本品为硫酸盐类矿物芒硝族芒硝，经加工精制而成的结晶体。主含含水硫酸钠（$Na_2SO_4 \cdot 10H_2O$）。将天然产品用热水溶解，滤过，放冷析出结晶，通称“皮硝”。再取萝卜洗净切片，置锅内加水与皮硝共煮，取上层液，放冷析出结晶，即芒硝。以青白色、透明块状结晶、清洁无杂质者为佳。芒硝经风化失去结晶水而成白色粉末称玄明粉（元明粉）。

【别名】土硝、盆硝、马牙硝。

【性味归经】咸、苦，寒。归胃、大肠经。

【功效】泻下通便，润燥软坚，清火消肿。

【应用】①实热积滞，腹满胀痛，大便燥结，肠痈肿痛。②外治乳痈，痔疮肿痛。

【用法用量】6～12g，一般不入煎剂，待汤剂煎得后，溶入汤液中服用。外用适量。

【使用注意】孕妇及哺乳期妇女忌用或慎用。不宜与硫黄、三棱同用。

★ 番泻叶 Fanxieye

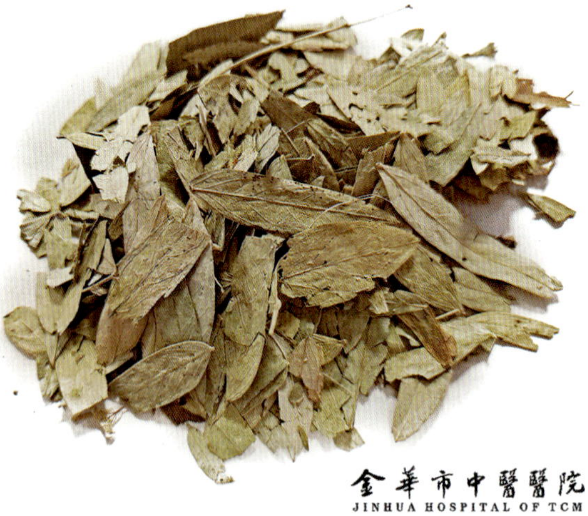

本品为豆科植物狭叶番泻或尖叶番泻的干燥小叶。通常于9月采收。晒干。生用。

【别名】泻叶、埃及番泻叶、旃那叶、泡竹叶。

【性味归经】甘、苦，寒。归大肠经。

【功效】泄热行滞，通便利水。

【应用】热结积滞，便秘腹痛，水肿胀满。

【用法用量】煎服，2～6g，后下，或开水泡服。

【使用注意】妇女哺乳期、月经期及孕妇慎用。大剂量服用，有恶心、呕吐、腹痛等副作用。

第二节　润下药

★ 火麻仁 Huomaren

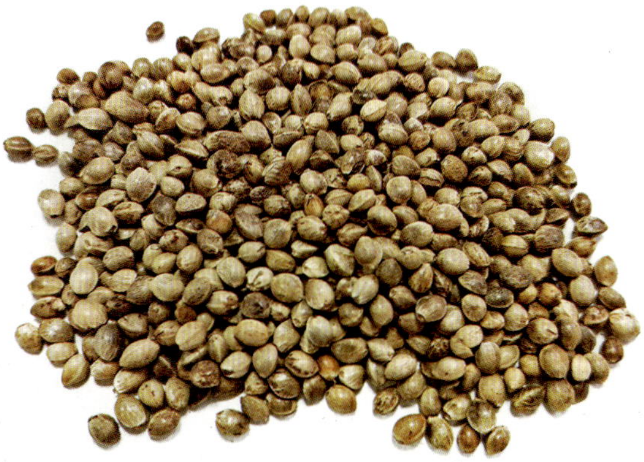

本品为桑科植物大麻的干燥成熟果实。秋季果实成熟时采收，除去杂质，晒干。生用，用时打碎。

【别名】冬麻子、大麻仁、大麻子、白麻子、麻子、麻子仁。

【性味归经】甘，平。归脾、胃、大肠经。

【功效】润肠通便。

【应用】血虚津亏，肠燥便秘。

【用法用量】煎服，10 ～ 15g。

【不良反应】火麻仁食入量大，可引起中毒。症状为恶心、呕吐、腹泻、四肢麻木、烦躁不安、精神错乱、昏迷、瞳孔散大等。

▲ 郁李仁 Yuliren

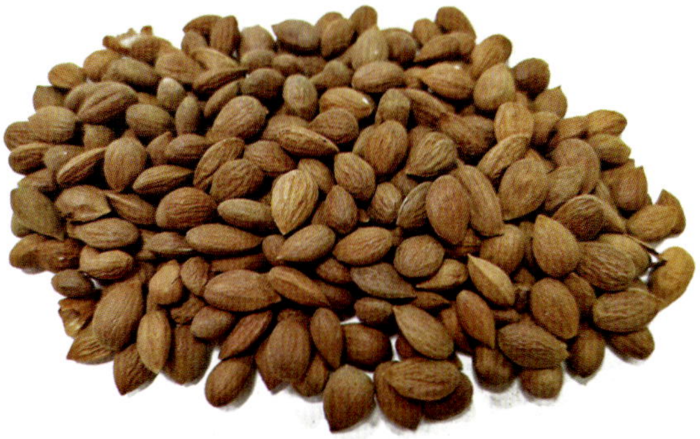

本品为蔷薇科植物欧李、郁李或长柄扁桃的干燥成熟种子。前两种习称“小李仁”，后一种习称“大李仁”。夏秋两季采收成熟果实，除去果肉及核壳，取出种子，干燥。生用，去皮捣碎用。

【别名】山梅子、小李仁、郁子、郁里仁、李仁肉。

【性味归经】辛、苦、甘，平。归脾、大肠、小肠经。

【功效】润肠通便，下气利水。

【应用】①津枯肠燥，食积气滞，腹胀便秘。②水肿，脚气，小便不利。

【用法用量】煎服，6 ～ 10g。

【使用注意】孕妇慎用。

第三节　峻下逐水药

▲ 牵牛子 Qianniuzi

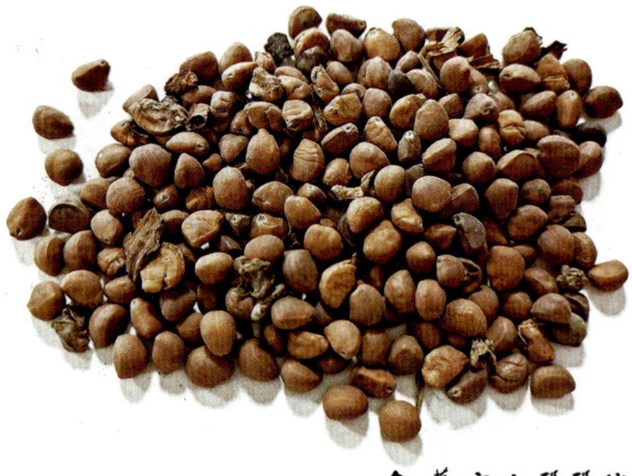

本品为旋花科植物裂叶牵牛或圆叶牵牛的干燥成熟种子。秋末果实成熟、果壳未开裂时采收，晒干。生用或炒用，用时捣碎。

【别名】黑丑、白丑、二丑、喇叭花、姜姜籽、牵牛、朝颜花。

【性味归经】苦，寒；有毒。归肺、肾、大肠经。

【功效】泻水通便，消痰涤饮，杀虫攻积。

【应用】①水肿胀满，二便不通。②痰饮积聚，气逆喘咳。③虫积腹痛。

【用法用量】煎服，3～6g。入丸、散服，每次1.5～3g。本品炒用药性减缓。

【使用注意】孕妇禁用。不宜与巴豆、巴豆霜同用。本品对人体有毒性，大量使用除直接引起呕吐、腹痛、腹泻及黏液血便外，还可刺激肾脏，引起血尿，严重者可损及神经系统，发生语言障碍、昏迷等。

第六章　祛风湿药

第一节　祛风寒湿药

★ 威灵仙 Weilingxian

本品为毛茛科植物威灵仙、棉团铁线莲或东北铁线莲的干燥根及根茎。秋季采挖，除去泥沙，晒干。切段，生用。

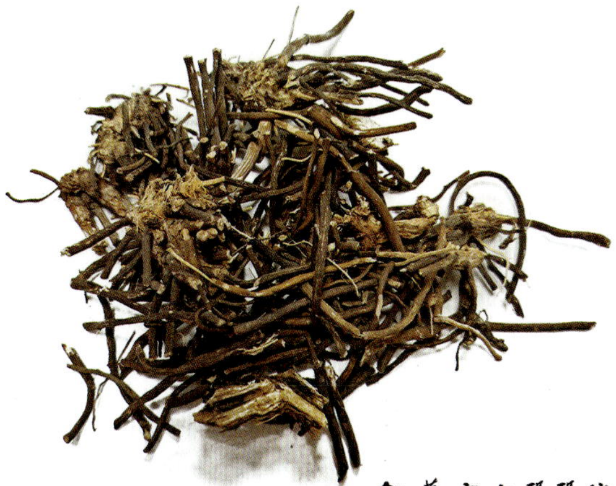

【别名】铁脚威灵仙、铁角威灵仙、铁脚灵仙、铁脚铁线莲、铁耙头等。

【性味归经】辛、咸，温。归膀胱经。

【功效】祛风湿，通经络。

【应用】①风湿痹证，肢体麻木。②筋脉拘挛，屈伸不利。

【用法用量】煎服，6 ～ 10g。外用适量。

【使用注意】本品辛散走窜，气血虚弱者慎服。偶有过敏反应，服用过量可引起中毒。

【经验鉴别】皮黑肉白。

★ 川乌 Chuanwu

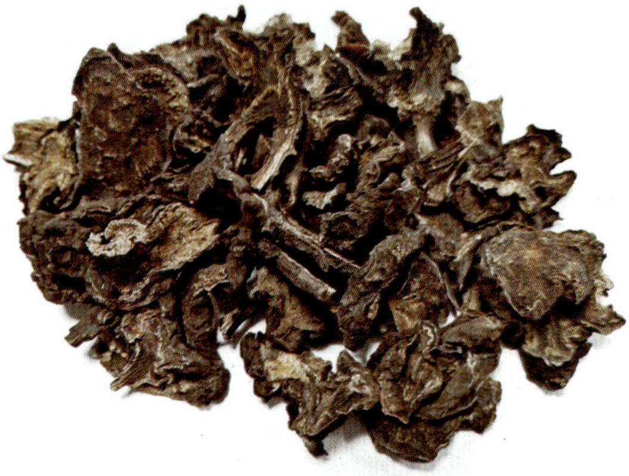

本品为毛茛科植物乌头的干燥母根。6月下旬至8月上旬采挖，除去子根、须根及泥沙，晒干。生用或制后用。

【别名】鹅儿花、铁花、五毒。

【性味归经】辛、苦，热；有大毒。归心、肝、肾、脾经。

【功效】祛风除湿，温经止痛。

【应用】①风寒湿痹，关节疼痛。②心腹冷痛，寒疝疼痛。③麻醉止痛。

【用法用量】煎服，1.5～3g；宜先煎、久煎。外用适量。

【使用注意】孕妇忌用；不宜与贝母类、半夏、白及、白蔹、天花粉、瓜蒌类同用；内服一般炮制后用，生品内服宜慎；酒浸、酒煎服易致中毒，应慎用。

【经验鉴别】顶端有残留茎痕，侧根疣状凸起，形成层多角形。川乌是母根，纤维性；草乌母根、子根都有，纤维性和粉性都有。川乌和草乌区别就在于有没有粉性子根的存在。

★ 蕲蛇 Qishe

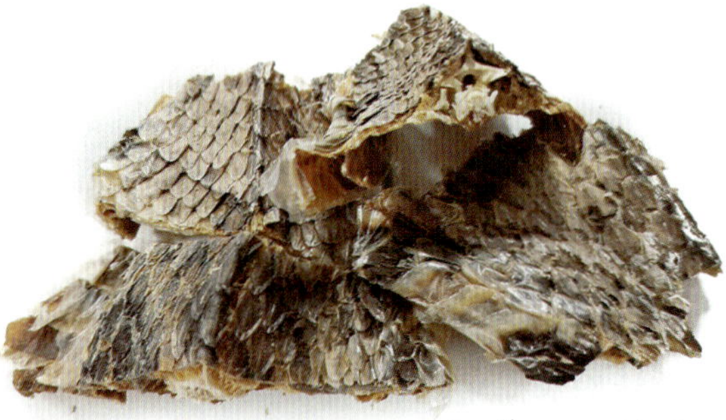

本品为蝰科动物五步蛇的干燥体。多于夏秋两季捕捉，剖开蛇腹，除去内脏，洗净，干燥。去头、鳞，切段生用、酒炙，或黄酒润透，去鳞、骨用。

【别名】五步蛇、大白花蛇、棋盘蛇、百步蛇。

【性味归经】甘、咸，温；有毒。归肝经。

【功效】祛风，通络，止痉。

【应用】①风湿顽痹，麻木拘挛，中风口眼㖞斜，半身不遂，抽搐痉挛。②破伤风。③麻风，疥癣。

【用法用量】煎汤，3～9g；研末吞服，1次1～1.5g，1日2～3次。或酒浸、熬膏，入丸、散服。

【使用注意】阴虚内热者忌服。

【不良反应】有蕲蛇制剂引起过敏反应的报道。

【经验鉴别】“方胜纹”“连珠斑”“佛指甲”。

★ 木瓜 Mugua

本品为蔷薇科植物贴梗海棠的干燥近成熟果实。夏秋两季果实绿黄时采收，置沸水中烫至外皮灰白色，对半纵剖，晒干。切片，生用。

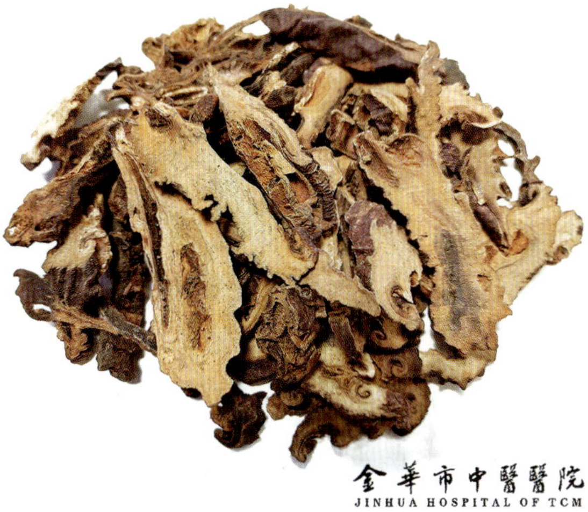

【别名】榠楂、木李、海棠、光皮木瓜。

【性味归经】酸，温。归肝、脾经。

【功效】舒筋活络，和胃化湿。

【应用】①湿痹拘挛，腰膝关节酸重疼痛，转筋挛痛。②暑湿吐泻。③脚气水肿。

【用法用量】煎服，6～9g。

【使用注意】内有郁热、小便短赤者忌服。

★ 路路通 Lulutong

本品为金缕梅科植物枫香树的干燥成熟果序。冬季果实成熟后采收，除去杂质，干燥。生用。

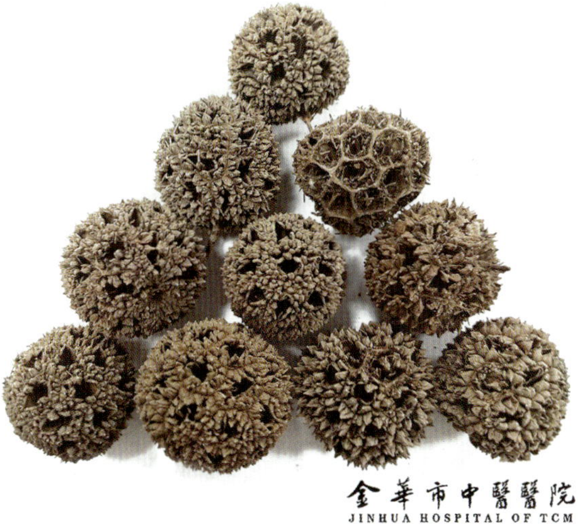

【别名】枫香果、九空子、狼目、狼眼、枫树球、枧实、枫果。

【性味归经】苦，平。归肝、肾经。

【功效】祛风活络，利水，通经。

【应用】①关节痹痛，麻木拘挛。②水肿胀满。③乳少经闭。

【用法用量】煎服，5～10g。外用适量。

【使用注意】月经过多及孕妇忌服。

▲ 独活 Duhuo

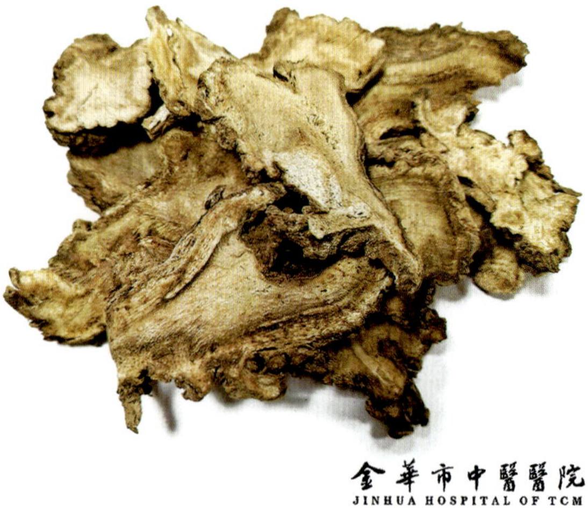

本品为伞形科植物重齿毛当归的干燥根。春初苗刚发芽或秋末茎叶枯萎时采挖，除去须根及泥沙，炕至半干，堆置2～3天，发软后再炕至全干。切片，生用。

【别名】香独活、肉独活、川独活、资丘独活。

【性味归经】辛、苦，微温。归肾、膀胱经。

【功效】祛风除湿，通痹止痛，解表。

【应用】①风寒湿痹，腰膝疼痛，少阴伏风头痛。②风寒夹湿表证。

【用法用量】煎服，3～10g。外用适量。

▲ 乌梢蛇 Wushaoshe

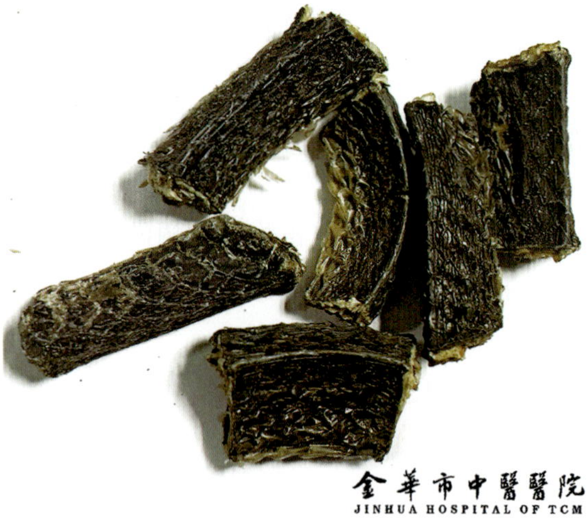

本品为游蛇科动物乌梢蛇的干燥体。多于夏秋两季捕捉，剖开蛇腹或先剥去蛇皮留头尾，除去内脏，干燥。去头及鳞片，切段生用；酒炙或黄酒闷透，去皮骨用。

【别名】乌蛇、青蛇、乌风蛇、乌梢鞭、乌药蛇、黑乌蛇、黑花蛇、水律蛇、剑脊蛇、一溜黑等。

【性味归经】甘，平。归肝经。

【功效】祛风，通络，止痉。

【应用】①风湿顽痹，麻木拘挛，中风口眼㖞斜，半身不遂，抽搐痉挛。②破伤风。③麻风，疥癣。

【用法用量】煎服，6～12g。

【使用注意】血虚生风者慎服。

【经验鉴别】背部凸出呈“剑脊”。

▲ 蚕沙 Cansha

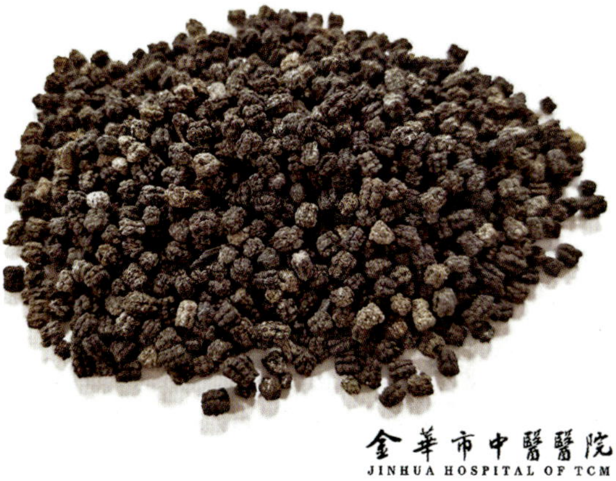

本品为蚕蛾科昆虫家蚕幼虫的粪便。6～8月收集，以二眠到三眠时的粪便为主，收集后晒干，簸净泥土及桑叶碎屑。生用。

【别名】原蚕屎、晚蚕沙、蚕砂。

【性味归经】甘、辛，温。归肝、脾、胃经。

【功效】祛风湿，和胃化湿。

【应用】①风湿痹证。②吐泻转筋。③风疹、湿疹瘙痒。

【用法用量】煎服，5～15g；宜布包入煎。外用适量。

▲ 伸筋草 Shenjincao

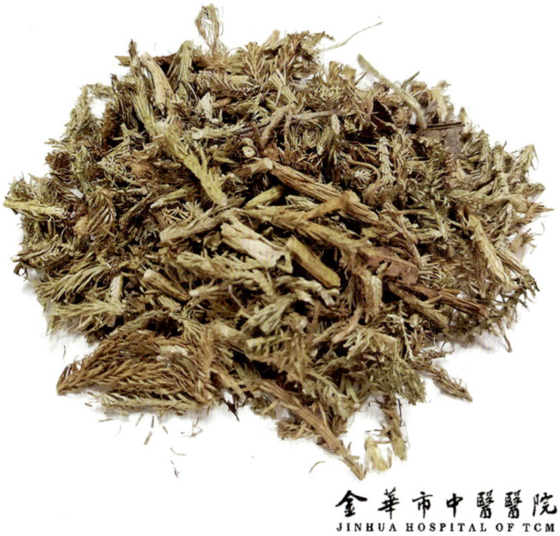

本品为石松科植物石松的干燥全草。夏秋两季茎叶茂盛时采收，除去杂质，晒干。切段，生用。

【别名】牛尾菜、大顺筋藤、大伸筋、百部伸筋、水摇竹等。

【性味归经】微苦、辛，温。归肝、脾、肾经。

【功效】祛风除湿，舒筋活络。

【应用】①风寒湿痹，肢软麻木。②关节酸痛，屈伸不利。

【用法用量】煎服，3～12g。外用适量。

【使用注意】孕妇慎用。伸筋草有致接触性皮炎的病例报道。

第二节　祛风湿热药

★ 秦艽 Qinjiao

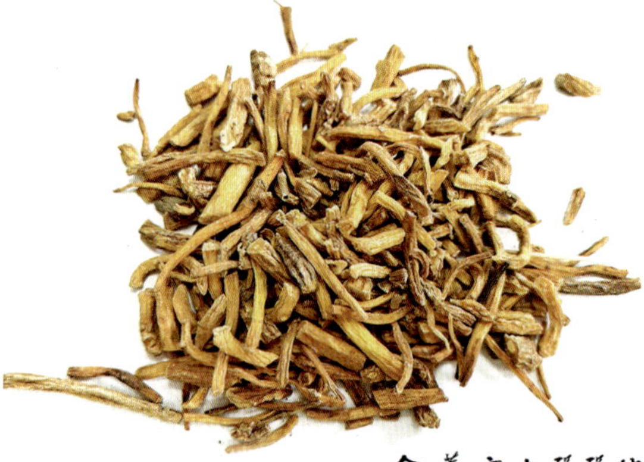

本品为龙胆科植物秦艽、麻花秦艽、粗茎秦艽或小秦艽的干燥根。春秋两季采挖，除去泥沙；秦艽及麻花艽晒软，堆置“发汗”至表面呈红黄色或灰黄色时，摊开晒干，或不经“发汗”直接晒干；小秦艽趁鲜时搓去黑皮，晒干。切片，生用。

【别名】大叶龙胆、大叶秦艽、西秦艽。

【性味归经】辛、苦，平。归胃、肝、胆经。

【功效】祛风湿，清湿热，止痹痛，退虚热。

【应用】①风湿痹痛。②中风不遂，筋脉拘挛，骨节酸痛。③骨蒸潮热，小儿疳积发热。④湿热黄疸。

【用法用量】煎服，3～10g。

★ 防己 Fangji

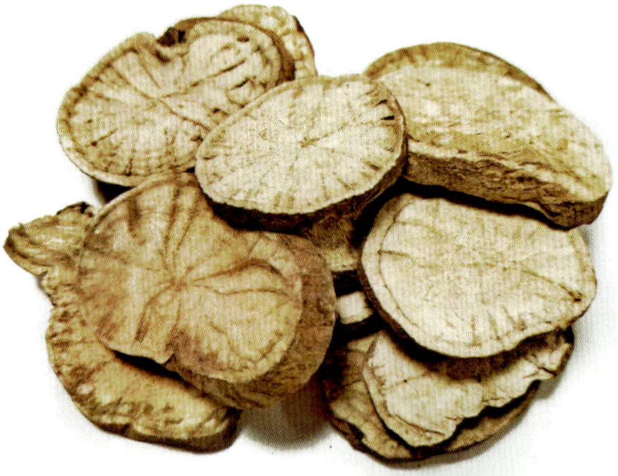

本品为防己科植物粉防己的干燥根。秋季采挖，洗净，除去粗皮，切段，粗根纵切两半，晒干。切厚片，生用。

【别名】粉防己、粉寸己、汉防己、土防己（浙江）、石蟾蜍、蟾蜍薯、倒地拱、白木香、猪大肠。

【性味归经】苦，寒。归膀胱、肺经。

【功效】祛风止痛，利水消肿。

【应用】①风湿痹证。②小便不利，水肿脚气。③湿疹疮毒。

【用法用量】煎服，5～10g。

【使用注意】本品大苦大寒，易伤胃气，胃纳不佳及阴虚体弱者慎服。

【经验鉴别】不连续、不等距、放射状、结节状，形如大肠。

★ 桑枝 Sangzhi

本品为桑科植物桑的干燥嫩枝。春末夏初采收，去叶，晒干，或趁鲜切片，晒干。生用或炒用。

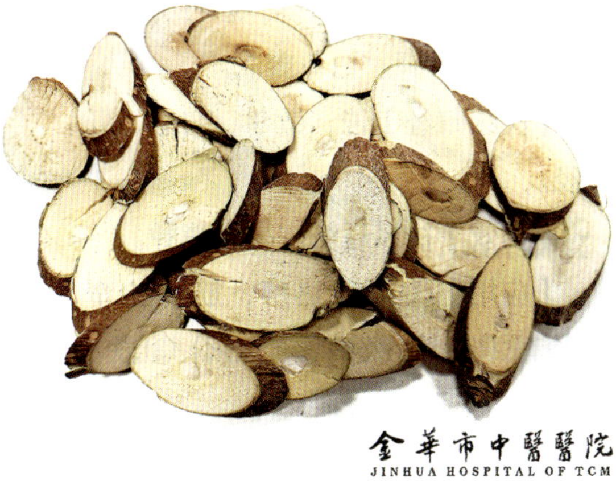

【别名】桑条、嫩桑枝。

【性味归经】微苦，平。归肝经。

【功效】祛风湿，利关节。

【应用】风湿痹证，肩臂关节酸痛麻木。

【用法用量】煎服，9 ～ 15g。外用适量。

▲ 豨莶草 Xixiancao

本品为菊科植物豨莶、腺梗豨莶或毛梗豨莶的干燥地上部分。夏秋两季花开前及花期均可采割，除去杂质，晒干。切段，生用或黄酒蒸制用。

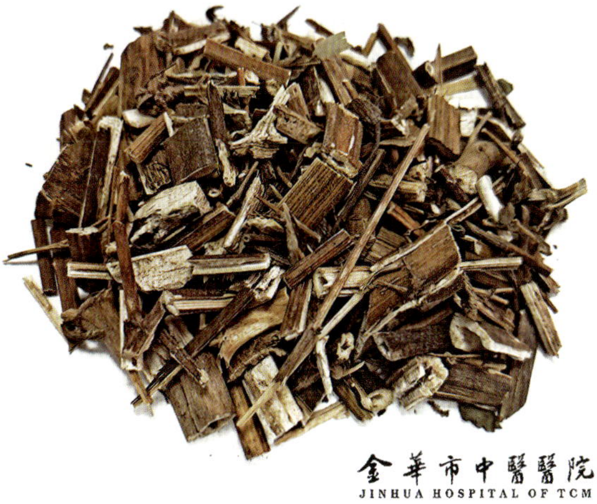

【别名】黏金强子、珠草、棉苍狼、肥猪草、黏苍子、黄花仔。

【性味归经】辛、苦，寒。归肝、肾经。

【功效】祛风湿，利关节，解毒。

【应用】①风湿痹痛，筋骨无力，腰膝酸软，四肢麻痹，中风半身不遂。②风疹湿疮。

【用法用量】煎服，9 ～ 12g。外用适量。治风湿痹痛、半身不遂宜制用，治风疹湿疮、疮痈宜生用。

▲ 鹿衔草 Luxiancao

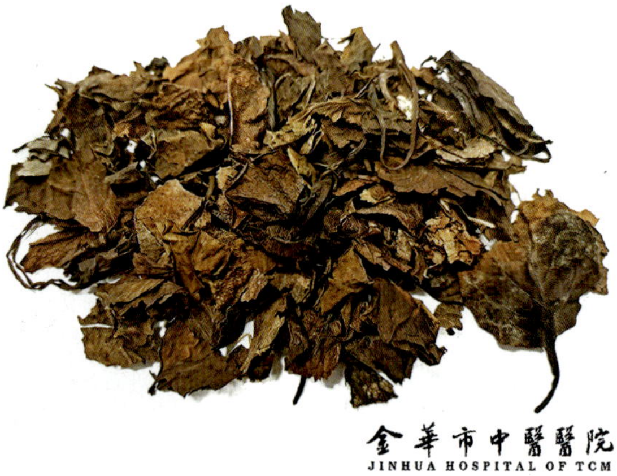

本品为鹿蹄草科植物鹿蹄草科植物，或普通鹿蹄草的干燥全草。全年均可采挖，除去杂质，晒至叶片较软时，堆置至叶片变紫褐色，晒干。切段，生用。

【别名】鹿蹄草、小秦王草、破血丹、纸背金牛草、大肺筋草、红肺筋草。

【性味归经】甘、苦，温。归肝、肾经。

【功效】祛风湿，强筋骨，止血，止咳。

【应用】①风湿痹证。②肾虚腰痛，腰膝无力。③月经过多。④久咳劳嗽。

【用法用量】煎服，9～15g。外用适量。

第七章　化湿药

★ 苍术 Cangzhu

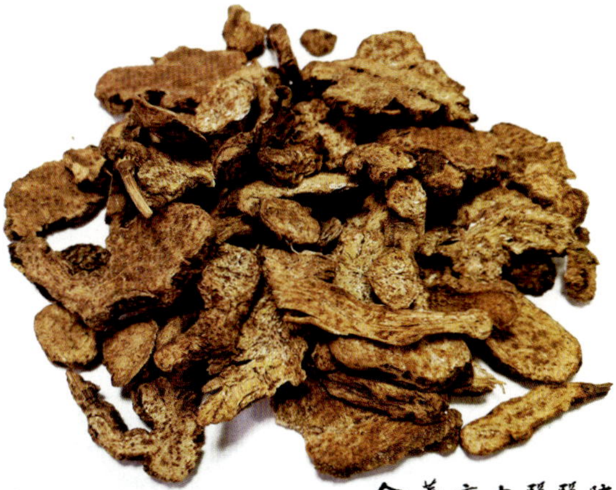

本品为菊科植物茅苍术或北苍术的干燥根茎。春秋两季采挖，除去泥沙，晒干，撞去须根。切片，生用；麸炒或米泔水炒用。

【别名】赤术、枪头菜、马蓟。

【性味归经】辛、苦，温。归脾、胃、肝经。

【功效】燥湿健脾，祛风散寒，明目。

【应用】①湿阻中焦证，脘腹胀满，泄泻，水肿。②风湿痹证。③风寒夹湿表证。③夜盲，眼目昏涩。④脚气痿躄。

【用法用量】煎服，3 ～ 9g。

【使用注意】阴虚内热，气虚多汗者忌用。

【经验鉴别】有散在油室，橙色或棕红色，茅苍术易起霜。

★ 厚朴 Houpo

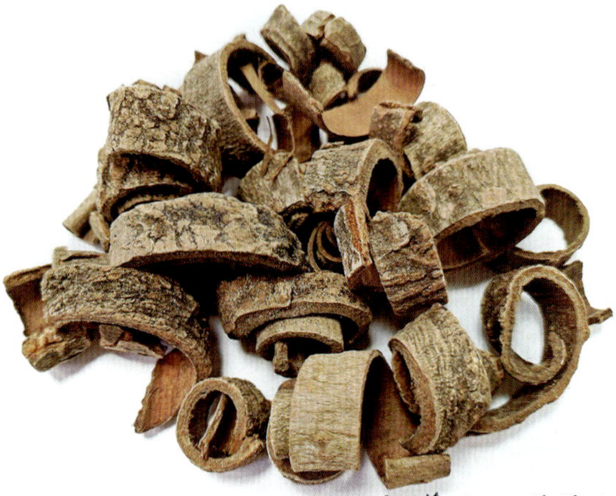

本品为木兰科植物厚朴或凹叶厚朴的干燥干皮、根皮及枝皮。4～6月剥取，根皮及枝皮直接阴干，干皮置沸水中微煮后堆置阴湿处，“发汗”至内表面变紫褐色或棕褐色时，蒸软取出，卷成筒状，干燥。切丝，姜制用。

【别名】川朴、紫油厚朴。

【性味归经】苦、辛，温。归脾、胃、肺、大肠经。

【功效】燥湿消痰，下气除满。

【应用】①湿滞伤中，脘痞吐泻。②食积气滞，腹胀便秘。③痰饮喘咳。

【用法用量】煎服，3～10g。或入丸、散。

【使用注意】本品辛苦温燥湿，易耗气伤津，故气虚津亏者及孕妇当慎用。

★ 砂仁 Sharen

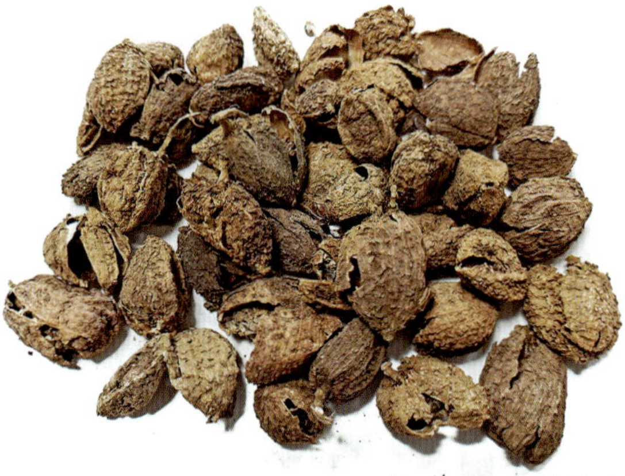

本品为姜科植物阳春砂、绿壳砂或海南砂的干燥成熟果实。夏秋间果实成熟时采收，晒干或低温干燥。用时打碎生用。

【别名】小豆蔻。

【性味归经】辛，温。归脾、胃、肾经。

【功效】化湿开胃，温脾止泻，理气安胎。

【应用】①湿阻中焦，脘痞不饥。②脾胃虚寒，呕吐泄泻。③妊娠恶阻及胎动不安。

【用法用量】煎服，3～6g，入汤剂宜后下。

【使用注意】阴虚血燥者慎用。

★ 广藿香 Guanghuoxiang

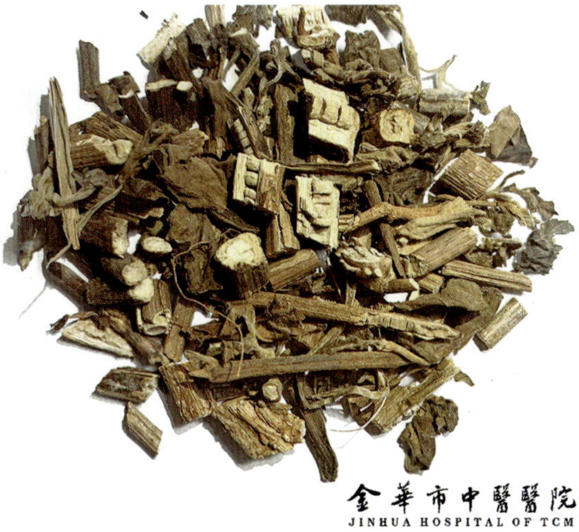

本品为唇形科植物广藿香的地上部分。夏秋季枝叶茂盛时采割。切段生用。

【别名】大叶薄荷、山茴香、水麻叶。

【性味归经】辛，微温。归脾、胃、肺经。

【功效】芳香化浊，和中止呕，发表解暑。

【应用】①湿阻中焦，脘痞呕吐。②暑湿表证，湿温初起，发热倦怠，胸闷不舒，寒湿闭暑，腹痛吐泻。③鼻渊头痛。

【用法用量】煎服，3 ～ 10g。

【使用注意】阴虚血燥者不宜用。

【经验鉴别】茎方形，白色髓。

★ 佩兰 Peilan

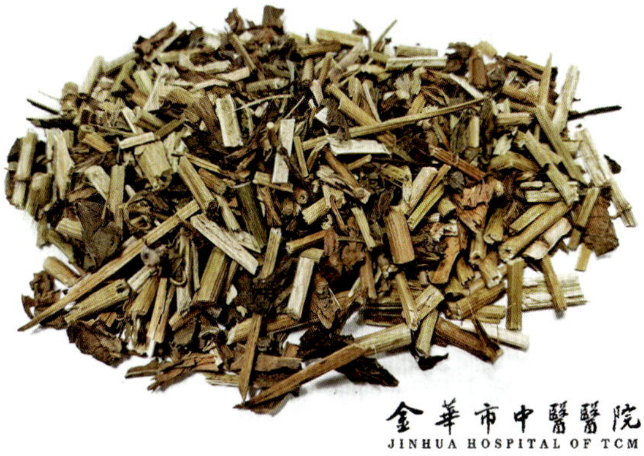

本品为菊科植物佩兰的干燥地上部分。夏秋两季分两次采割。切段生用，或鲜用。

【别名】蕑、兰、兰草、水香、都梁香、大泽兰、兰泽、燕尾香、香水兰、孩儿菊、千金草、省头草、女兰、香草、醒头草、石瓣、针尾风。

【性味归经】辛，平。归脾、胃、肺经。

【功效】芳香化湿，醒脾开胃，发表解暑。

【应用】①湿阻中焦，脘痞呕恶，口中甜腻，口臭，多涎。②暑湿表证，湿温初起，发热倦怠，胸闷不舒。

【用法用量】煎服，3 ～ 10g。鲜品加倍。

【经验鉴别】圆柱形，中空。

★ 豆蔻 Doukou

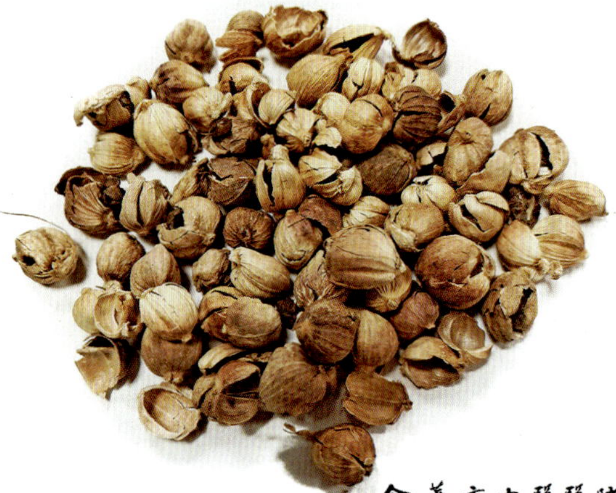

本品为姜科植物白豆蔻或瓜哇白豆蔻的干燥成熟果实。根据产地不同分为“原豆蔻”和“印尼白蔻”。秋季果实由绿色转成黄绿色时采收，晒干生用，用时捣碎。

【别名】白豆蔻、圆豆蔻、原豆蔻、扣米。

【性味归经】辛，温。归肺、脾、胃经。

【功效】化湿行气，温中止呕，开胃消食。

【应用】①湿阻中焦，食积不消，不思饮食，胸腹胀痛。②湿温初起，寒湿呕逆。

【用法用量】煎服，3～6g，入汤剂宜后下。

【使用注意】阴虚血燥者慎用。

▲ 草豆蔻 Caodoukou

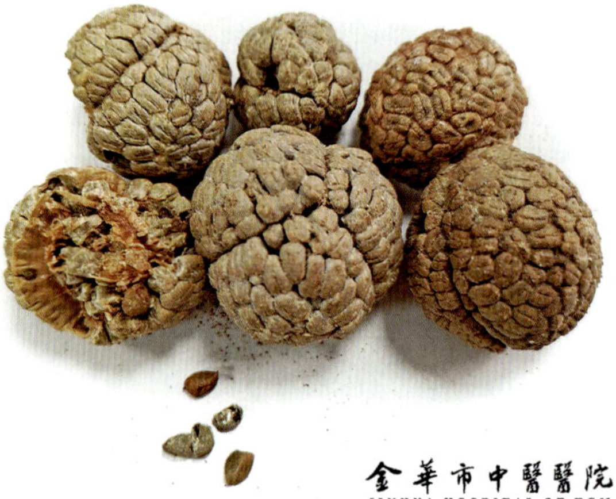

本品为姜科植物草豆蔻的干燥近成熟种子。夏秋两季采收，晒至九成干，或用水略烫，晒至半干，除去果皮，取出种子团，晒干。

【别名】漏蔻、草蔻仁。

【性味归经】辛，温。归脾、胃经。

【功效】燥湿行气，温中止呕。

【应用】寒湿中阻，脘腹胀满冷痛，嗳气呕逆，不思饮食。

【用法用量】煎服，3～6g。入散剂较佳。入汤剂宜后下。

【使用注意】阴虚血燥者慎用。

▲ 草果 Caoguo

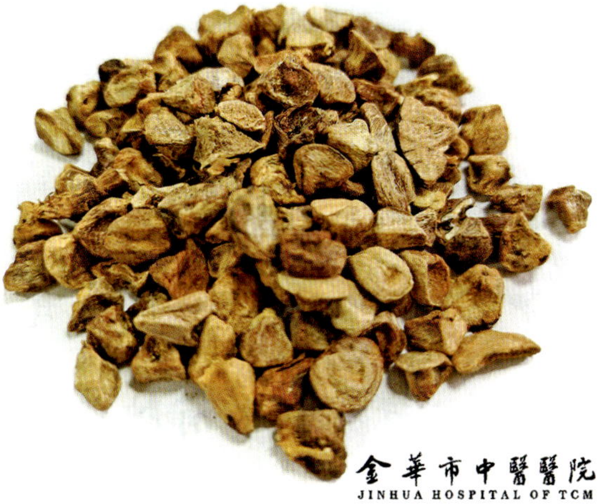

本品为姜科植物草果的干燥成熟果实。于秋季果实成熟时采收，除去杂质，晒干或低温干燥。

【别名】草果仁、草果子。

【性味归经】辛，温。归脾、胃经。

【功效】燥湿温中，截疟除痰。

【应用】①寒湿中阻，脘腹胀痛，痞满呕吐。②疟疾寒热，瘟疫发热。

【用法用量】煎服，3 ～ 6g。

【使用注意】阴虚血燥者慎用。

★ 猪苓 Zhuling

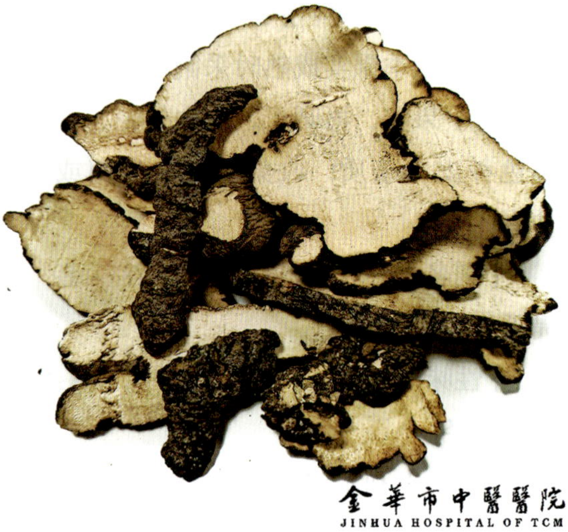

本品为多孔菌科真菌猪苓的干燥菌核。春秋两季采挖，除去泥沙，晒干。切片入药，生用。

【别名】地乌桃、猪灵芝、猪茯苓、猳猪矢、粉猪苓、豕橐、豕苓、野猪粪。

【性味归经】甘、淡，平。归肾、膀胱经。

【功效】利水渗湿。

【应用】小便不利，水肿，泄泻。

【用法用量】煎服，6 ～ 12g。

【经验鉴别】外黑里白。

▲ 冬瓜皮 Dongguapi

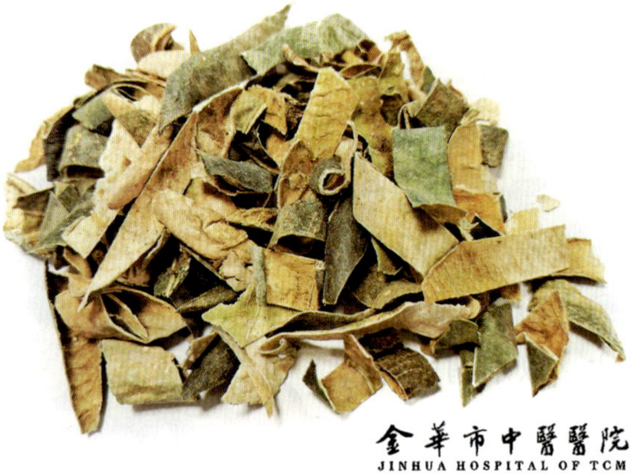

本品为葫芦科植物冬瓜的干燥外层果皮。夏末初秋果实成熟时采收。食用冬瓜时洗净，削取外层的果皮，切块或宽丝，晒干，生用。

【别名】白东瓜皮、白瓜皮。

【性味归经】甘，凉。归脾、小肠经。

【功效】利尿消肿，清热解暑。

【应用】水肿胀满，小便不利，暑热口渴，小便短赤。

【用法用量】煎服，9 ～ 30g。

▲ 玉米须 Yumixu

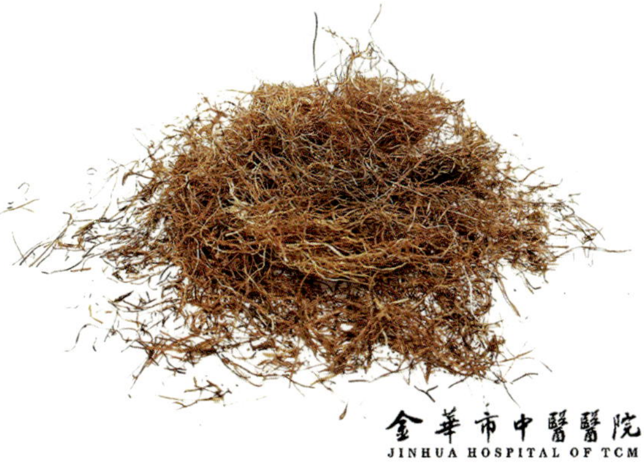

本品为禾本科植物玉蜀黍的花柱及柱头。玉米上浆时即可采收，但常在秋后剥取玉米时收集。除去杂质，鲜用或晒干生用。

【别名】包谷须、玉蜀黍须、蜀黍须。

【性味归经】甘，平。归膀胱、肝、胆经。

【功效】利水消肿，利湿退黄。

【应用】①水肿。②黄疸。

【用法用量】煎服，15～30g。鲜者加倍。

第二节　利尿通淋药

★ 车前子 Cheqianzi

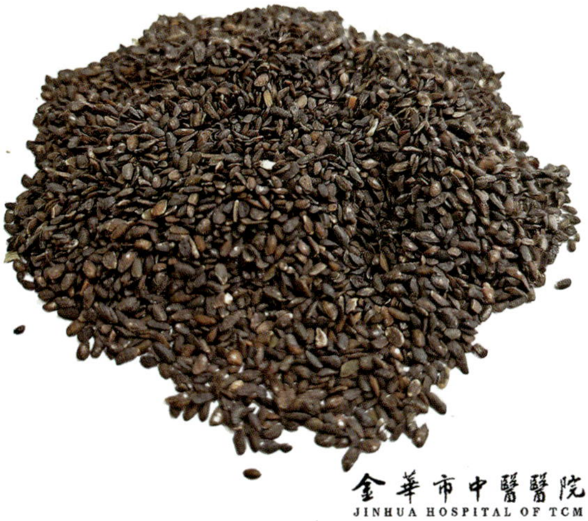

本品为车前科植物车前或平车前的干燥成熟种子。夏秋两季种子成熟时采收果穗。晒干，搓出种子，除去杂质，生用或盐水炙用。

【别名】车前实、虾蟆衣子。

【性味归经】甘，寒。归肝、肾、肺、小肠经。

【功效】清热利尿通淋，渗湿止泻，明目，祛痰。

【应用】①热淋涩痛，水肿胀满。②暑湿泄泻。③目赤肿痛。④痰热咳嗽。

【用法用量】煎服，9～15g，包煎。

【使用注意】肾虚遗滑及内无湿热者慎用。

★ 滑石 Huashi

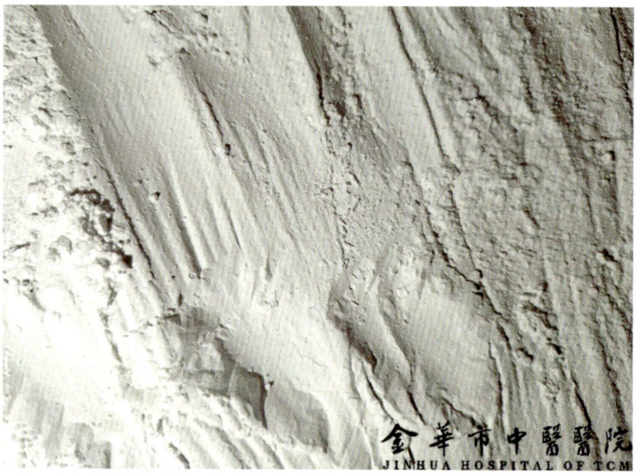

本品为硅酸盐类矿物滑石族滑石，主含含水硅酸镁 [$Mg_3\cdot(Si_4O_{10})\cdot(OH)_2$]。全年可采。采挖后，除去泥沙及杂石，洗净，砸成碎块，研粉用，或水飞晾干用。

【别名】液石、脱石、冷石、番石、共石。

【性味归经】甘、淡，寒。归膀胱、肺、胃经。

【功效】利尿通淋，清热解暑，外用祛湿敛疮。

【应用】①热淋石淋，尿热涩痛。②暑湿烦渴，湿热水泻。③外治湿疹湿疮，痱子。

【用法用量】煎服，10 ～ 20g。滑石块先煎，滑石粉包煎。外用适量。

【使用注意】脾虚、热病伤津及孕妇忌用。不宜久服与久用。

★ 川木通 Chuanmutong

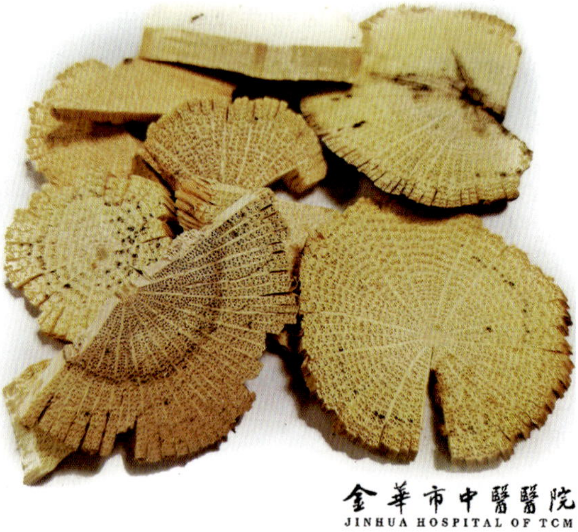

本品为毛茛科植物小木通或绣球藤的干燥藤茎。春秋两季采收。除去粗皮，晒干，或趁鲜切薄片，晒干。

【别名】淮通、淮木通、小木通、油木通、白木通。

【性味归经】苦，寒。归心、小肠、膀胱经。

【功效】利尿通淋，清心除烦，通经下乳。

【应用】①淋证，水肿。②口舌生疮，心烦尿赤。③经闭乳少。④湿热痹痛。

【用法用量】煎服，3 ～ 6g。

【经验鉴别】放射状。

★ 瞿麦 Qumai

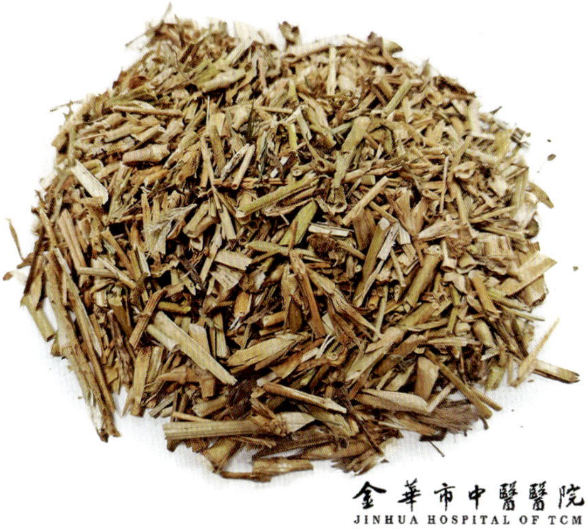

本品为石竹科植物瞿麦或石竹的干燥地上部分。夏秋两季花果期采割，除去杂质，晒干，切段。生用。

【别名】野麦、石柱花、十样景花、巨麦。

【性味归经】苦，寒。归心、小肠经。

【功效】利尿通淋，活血通经。

【应用】①热淋，血淋，石淋，小便不通，淋沥涩痛。②经闭瘀阻。

【用法用量】煎服，9 ～ 15g。

【使用注意】脾肾气虚者及孕妇慎用。

★ 地肤子 Difuzi

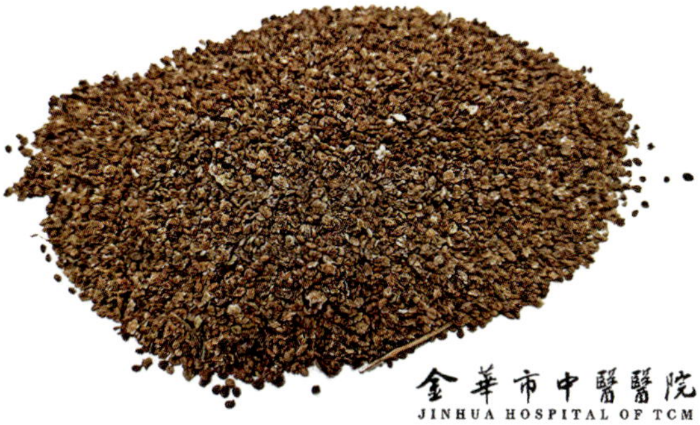

本品为藜科植物地肤的成熟果实。秋季果实成熟时采收植株，晒干，打下果实，除去杂质。生用。

【别名】扫帚苗、地葵、地麦。

【性味归经】辛、苦，寒。归肾、膀胱经。

【功效】清热利湿，祛风止痒。

【应用】①淋证。②阴痒带下，风疹，湿疹，皮肤瘙痒。

【用法用量】煎服，9 ～ 15g。外用适量，煎汤熏洗。

【经验鉴别】五角星形。

★ 海金沙 Haijinsha

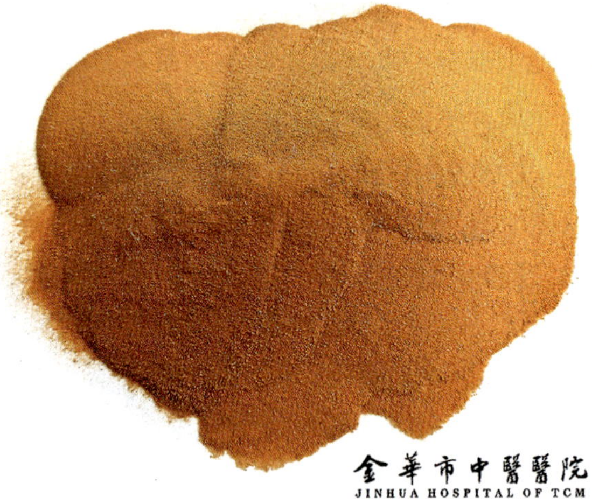

本品为海金沙科植物海金沙的干燥成熟孢子。秋季孢子未脱落时采割藤叶，晒干，搓揉或打下孢子，除去藤叶。生用。

【别名】金沙藤、左转藤灰、竹园荽。

【性味归经】甘、咸，寒。归膀胱、小肠经。

【功效】清热利湿，通淋止痛。

【应用】热淋，石淋，血淋，膏淋，尿道涩痛。

【用法用量】煎服，6 ～ 15g。宜包煎。

【使用注意】肾阴亏虚者慎服。

▲ 通草 Tongcao

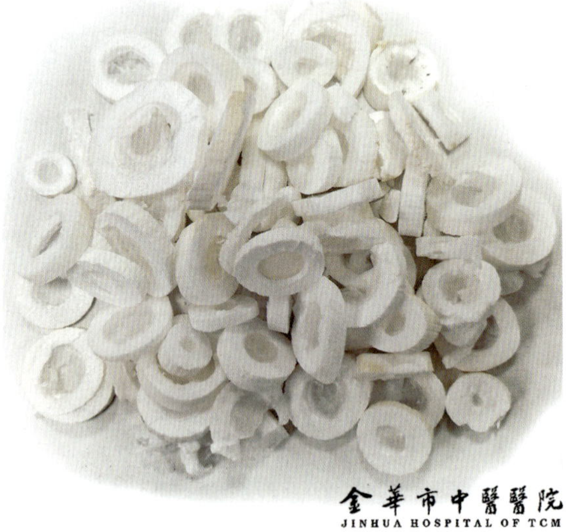

本品为五加科植物通脱木的干燥茎髓。秋季割取茎。裁成段，趁鲜时取出茎髓，理直，晒干，切片。生用。

【别名】寇脱、离南、活苋、倚商、通脱木、葱草、白通草。

【性味归经】甘、淡，微寒。归肺、胃经。

【功效】清热利尿，通气下乳。

【应用】①湿热淋证，水肿尿少。②产后乳汁不下。

【用法用量】煎服，3 ～ 5g。

【使用注意】气阴两虚、内无湿热者及孕妇慎用。

【经验鉴别】表面银白色，髓中空，有层隔膜。

▲ 萹蓄 Bianxu

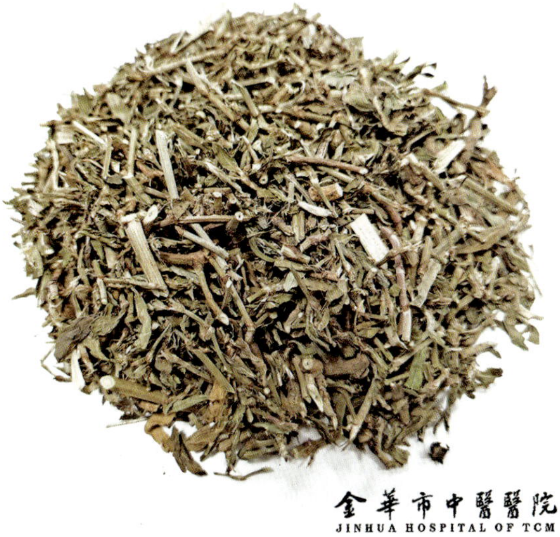

本品为蓼科植物萹蓄的干燥地上部分。夏季叶茂盛时采收。割取地上部分，除去杂质，切断，晒干。生用。

【别名】粉节草、道生草、扁蔓。

【性味归经】苦，微寒。归膀胱经。

【功效】利尿通淋，杀虫止痒。

【应用】①热淋涩痛，小便短赤。②虫积腹痛，皮肤湿疹，阴痒带下。

【用法用量】煎服，9～15g。外用适量，煎洗患处。

▲ 石韦 Shiwei

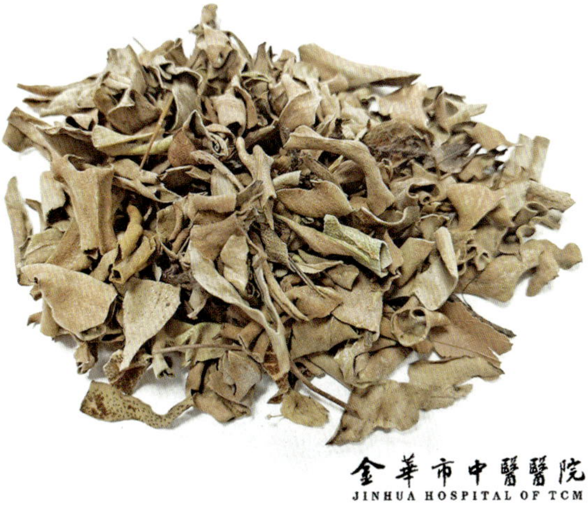

本品为水龙骨科植物庐山石韦和石韦或有柄石韦的干燥叶。全年均可采收。除去根茎及根，拣去杂质，洗去泥沙，晒干或阴干，切段。生用。

【别名】小石韦、飞刀剑、石皮。

【性味归经】甘、苦，微寒。归肺、膀胱经。

【功效】利尿通淋，清肺止咳，凉血止血。

【应用】①淋证，小便不通，淋沥涩痛。②肺热咳喘。③吐血，衄血，尿血，崩漏。

【用法用量】煎服，6～12g。

【经验鉴别】上面灰绿，下面孢子点群。

▲ 灯心草 Dengxincao

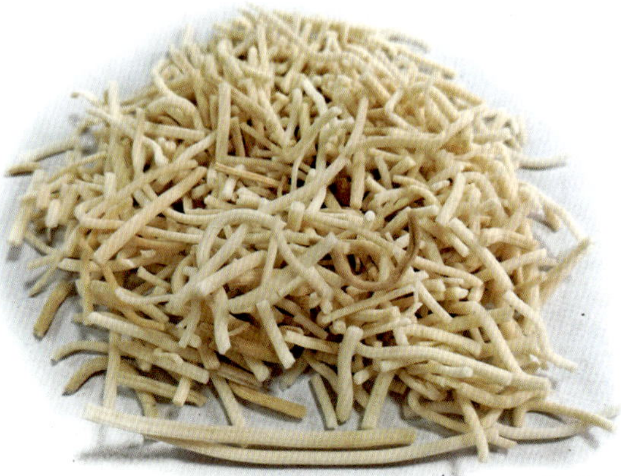

本品为灯心草科植物灯心草的干燥茎髓。夏末至秋季割取茎。晒干，取出茎髓，剪段，晒干。生用或制用。

【别名】秧草、水灯心、野席草。

【性味归经】甘、淡，微寒。归心、肺、小肠经。

【功效】利小便，清心火。

【应用】①淋证。②心烦失眠，口舌生疮。

【用法用量】煎服，1 ～ 3g。外用适量。

▲ 萆薢 Bixie

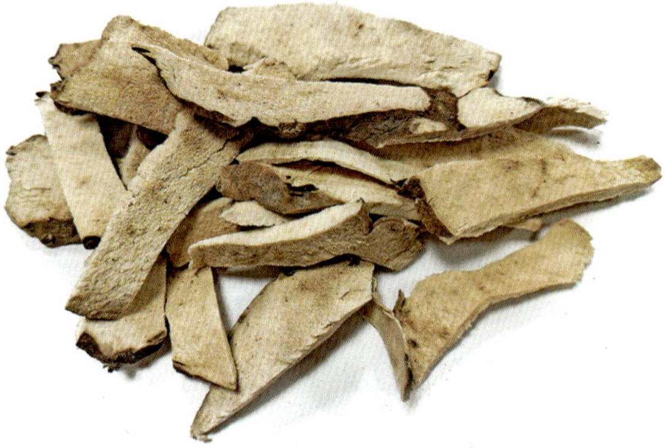

本品为薯蓣科植物绵萆薢、福州薯蓣或粉背薯蓣的干燥根茎。前两者称“绵萆薢”，后者习称“粉萆薢”。秋冬两季采挖。除去须根，洗净，切片，晒干。生用。

【别名】粉萆薢、绵萆薢、黄姜。

【性味归经】苦，平。归肾、胃经。

【功效】利湿祛浊，祛风除痹。

【应用】①膏淋，白浊，白带过多。②风湿痹痛，关节不利，腰膝疼痛。

【用法用量】煎服，9 ～ 15g。

【使用注意】肾阴亏虚、遗精滑泄者慎用。

第三节 利湿退黄药

★ 茵陈 Yinchen

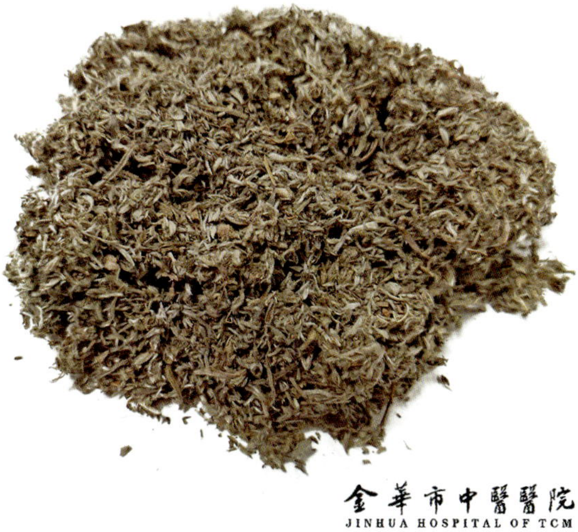

本品为菊科植物滨蒿或茵陈蒿的干燥地上部分。春季幼苗高 6 ～ 10 cm时采收或秋季花蕾长成时采割。春季采收的习称“绵茵陈”，秋季采割的称“花茵陈”。除去杂质及老茎，晒干。生用。

【别名】绵茵陈、茵陈蒿、白蒿。

【性味归经】苦、辛，微寒。归脾、胃、肝、胆经。

【功效】清利湿热，利胆退黄。

【应用】①黄疸尿少。②湿温暑湿，湿疮瘙痒。

【用法用量】煎服，6 ～ 15g。外用适量。煎汤熏洗。

【使用注意】蓄血发黄者及血虚萎黄者慎用。

★ 金钱草 Jinqiancao

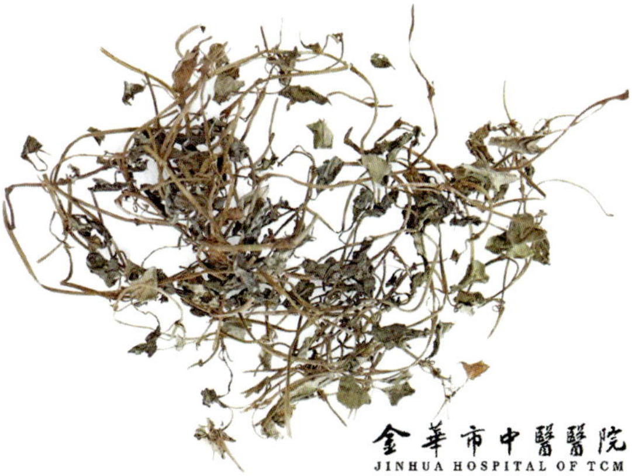

本品为报春花科植物过路黄的干燥全草。夏秋两季采收。除去杂质，晒干，切段。生用。

【别名】落地金钱、钱芊金。

【性味归经】甘、咸，微寒。归肝、胆、肾、膀胱经。

【功效】利湿退黄，利尿通淋，解毒消肿。

【应用】①湿热黄疸，胆胀胁痛。②石淋，热淋，小便涩痛。③痈肿疔疮，毒蛇咬伤。

【用法用量】煎服，15 ～ 60g。外用适量。

★ 虎杖 Huzhang

本品为蓼科植物虎杖的干燥根茎和根。春秋两季采挖，除去须根，洗净，趁新鲜切短段或厚片，晒干。生用或鲜用。

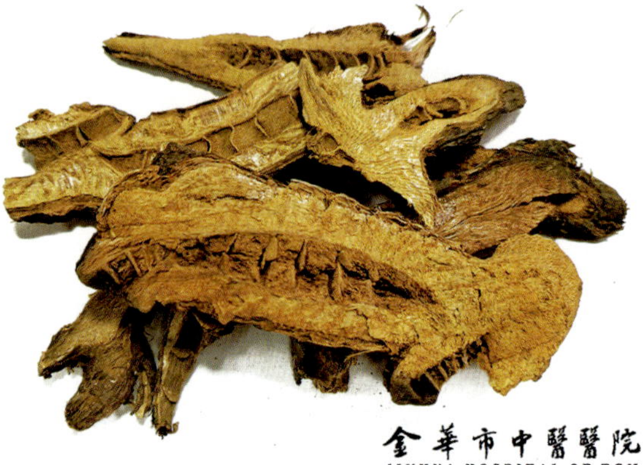

【别名】花斑竹、酸筒杆、酸汤梗、斑杖根、黄地榆。

【性味归经】微苦，微寒。归肝、胆、肺经。

【功效】利湿退黄，清热解毒，散瘀止痛，化痰止咳。

【应用】①湿热黄疸，淋浊，带下。②水火烫伤，痈肿疮毒，毒蛇咬伤。③经闭，癥瘕，跌打损伤。④肺热咳嗽。⑤风湿痹痛。

【用法用量】煎服，9～15g。外用适量。

【使用注意】孕妇慎用。

【经验鉴别】根茎髓呈空洞状。

▲ 地耳草 Diercao

本品为藤黄科植物地耳草的干燥全草。夏秋两季采收，晒干。生用或鲜用。

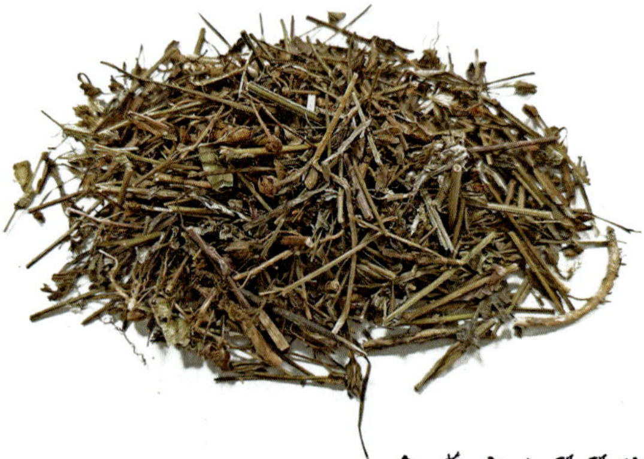

【别名】田基黄、香草、雀舌草。

【性味归经】苦、甘，凉。归肝、胆经。

【功效】利湿退黄，清热解毒，活血消肿。

【应用】①黄疸。②痈肿。③跌打损伤。

【用法用量】煎服，9～15g。外用适量。

▲ 垂盆草 Chuipencao

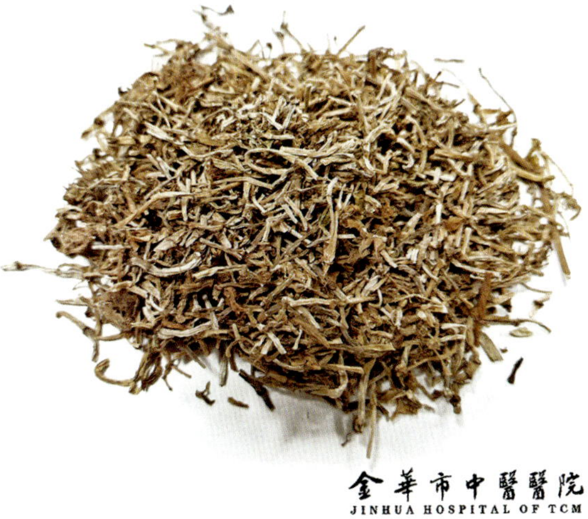

本品为景天科植物垂盆草的新鲜或干燥全草。夏秋两季采收，切段，晒干。生用或用鲜品。

【别名】狗牙草、瓜子草、石指甲、狗牙瓣。

【性味归经】甘、淡，凉。归肝、胆、小肠经。

【功效】利湿退黄，清热解毒。

【应用】①湿热黄疸，小便不利。②痈肿疮疡。

【用法用量】煎服，15 ～ 30g。

【使用注意】脾胃虚寒者慎用。

第九章　温里药

★ 吴茱萸 Wuzhuyu

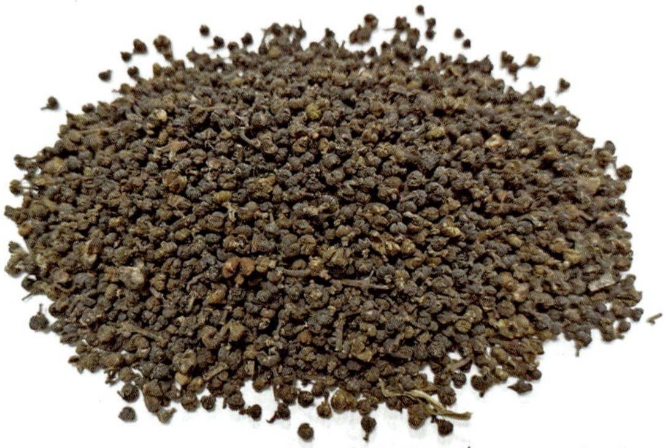

本品为芸香科植物吴茱萸、石虎或疏毛吴茱萸的干燥近成熟果实。8 ～ 11 月果实尚未开裂时剪下果枝，晒干或低温干燥，除去枝、叶、果梗等杂质。用甘草汤制过应用。

【别名】茶辣、辣子、臭辣子。

【性味归经】辛、苦，热；有小毒。归肝、脾、胃、肾经。

【功效】散寒止痛，降逆止呕，助阳止泻。

【应用】①厥阴头痛。②寒疝腹痛，寒湿脚气，经行腹痛，脘腹胀痛，呕吐吞酸。③五更泄泻。

【用法用量】煎服，2 ～ 5g。外用适量。

【使用注意】本品辛热燥烈，易耗气动火，故不宜多用、久服；阴虚有热者忌用；孕妇慎用。

【经验鉴别】呈球形或五角扁球形。

★ 附子 Fuzi

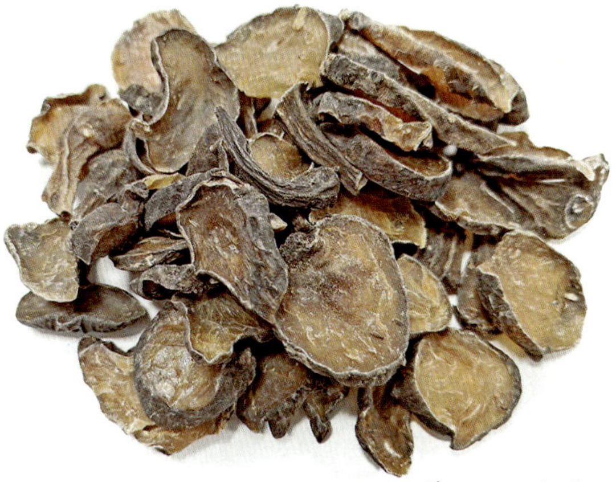

本品为毛茛科植物乌头的子根的加工品。6月下旬至8月上旬采挖，除去母根、须根及泥沙，习称“泥附子”。加工炮制为盐附子、黑附片（黑顺片）、白附片、淡附片、炮附片。

【别名】附片、盐附子、黑顺片。

【性味归经】辛、甘，大热；有毒。归心、肾、脾经。

【功效】回阳救逆，补火助阳，散寒止痛。

【应用】①亡阳虚脱，肢冷脉微，心阳不足，胸痹心痛，虚寒吐泻，脘腹冷痛，肾阳虚衰，阳痿宫冷，阴寒水肿。②阳虚外感。③寒湿痹痛。

【用法用量】煎服，3～15g。本品有毒，宜先煎0.5～1小时，至口尝无麻辣感为度。

【使用注意】孕妇慎用。不宜与半夏、瓜蒌、贝母、白蔹、白及等同用。

★ 干姜 Ganjiang

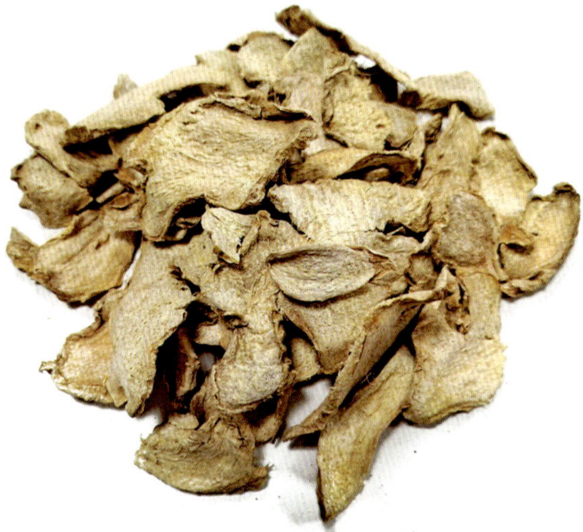

本品为姜科植物姜的干燥根茎。冬季采收，纯净后切片晒干或低温烘干。生用。

【别名】白姜、均姜、干生姜。

【性味归经】辛，热。归脾、胃、肾、心、肺经。

【功效】温中散寒，回阳通脉，温肺化饮。

【应用】①脘腹冷痛，呕吐泄泻。②亡阳证。③寒饮喘咳。

【用法用量】煎服，3～10g。

【使用注意】本品辛热燥烈，阴虚内热、血热妄行者忌用。

★ 肉桂 Rougui

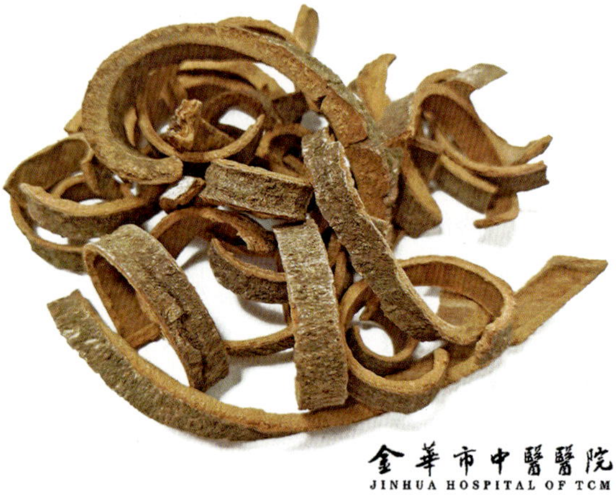

本品为樟科植物肉桂的干燥树皮。多于秋季剥取，刮去栓皮，阴干。

【别名】牡桂、紫桂、大桂。

【性味归经】辛、甘，大热。归肾、脾、心、肝经。

【功效】补火助阳，散寒止痛，温经通脉，引火归原。

【应用】①阳痿宫冷。②腰膝冷痛，心腹冷痛，虚寒吐泻，寒疝腹痛。③痛经闭经。④虚阳上浮，肾虚作喘，眩晕目赤。

【用法用量】煎服，1～5g，宜后下或焗服。

【使用注意】有出血倾向者及孕妇慎用；不宜与赤石脂同用。

▲ 小茴香 Xiaohuixiang

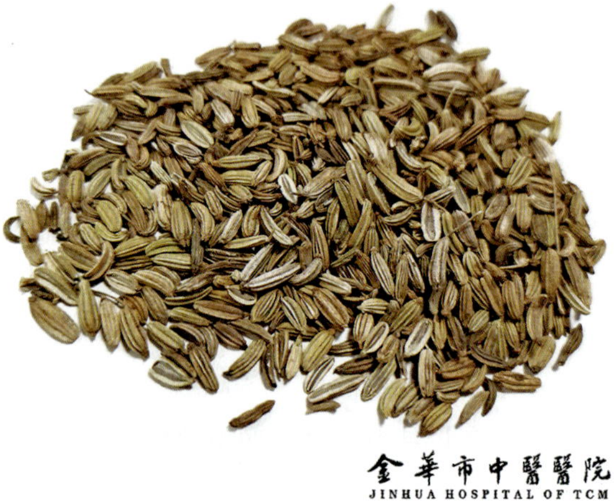

本品为伞形科植物茴香的干燥成熟果实。秋季果实初熟时采割植株，晒干，打下果实，除去杂质。生用或盐水炙用。

【别名】谷茴香、谷茴、蘹香。

【性味归经】辛，温。归肝、肾、脾、胃经。

【功效】散寒止痛，理气和胃。

【应用】①寒疝腹痛，睾丸偏坠胀痛，少腹冷痛，痛经。②脘腹胀痛，食少吐泻。

【用法用量】煎服，3～6g。外用适量。

【经验鉴别】背面5条纵棱。

▲ 丁香 Dingxiang

本品为桃金娘科植物丁香的干燥花蕾。通常于9月至次年3月花蕾由绿转红时采收，晒干。生用。

【别名】公丁香、丁子香。

【性味归经】辛，温。归脾、胃、肺、肾经。

【功效】温中降逆，补肾助阳。

【应用】①脾胃虚寒，呃逆呕吐，食少吐泻。②心腹冷痛，肾虚阳痿。

【用法用量】煎服，1～3g。外用适量。

【使用注意】不宜与郁金同用。

【经验鉴别】呈研棒状，头部4个萼片，味辛辣麻舌感。

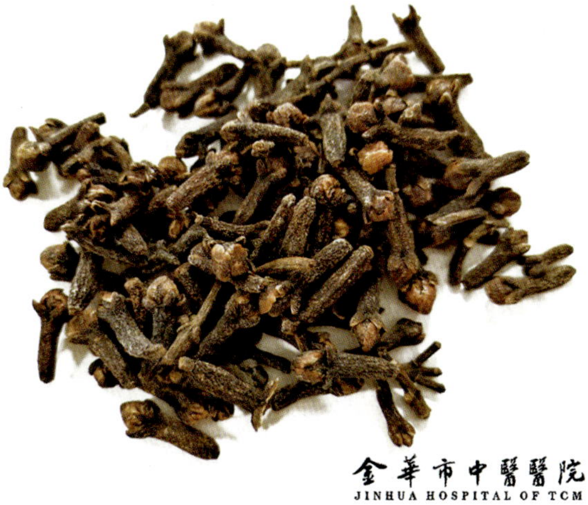

▲ 高良姜 Gaoliangjiang

本品为姜科植物高良姜的干燥根茎。夏末秋初采挖，除去地上茎、须根及残留鳞片，洗净，切段，晒干。生用。

【别名】风姜、小良姜、膏凉姜。

【性味归经】辛，热。归脾、胃经。

【功效】温胃止呕，散寒止痛。

【应用】脘腹冷痛，胃寒呕吐，嗳气吞酸。

【用法用量】煎服，3～6g。

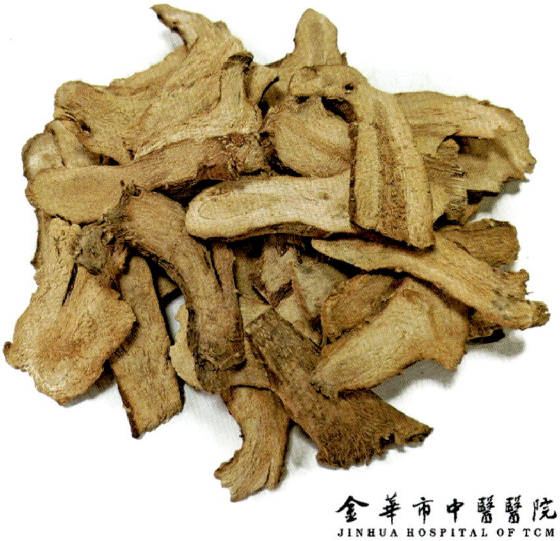

▲ 花椒 Huajiao

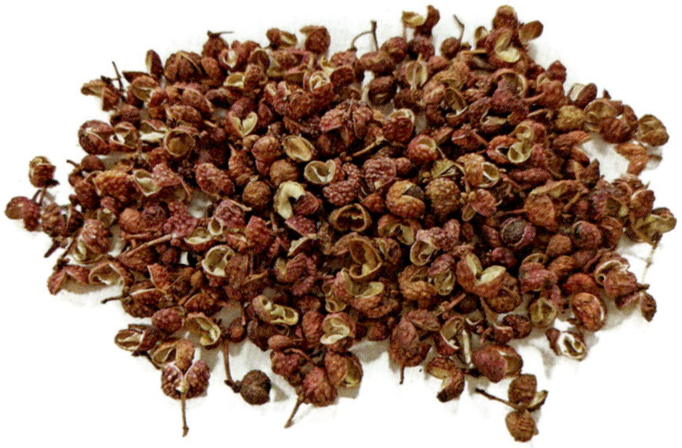

本品为芸香科植物青椒或花椒的干燥成熟果皮。秋季采收成熟果实，晒干，除去种子及杂质。生用或炒用。

【别名】香椒、大花椒、椒目。

【性味归经】辛，温。归脾、胃、肾经。

【功效】温中止痛，杀虫止痒。

【应用】①脘腹冷痛，呕吐泄泻，虫积腹痛。②外治湿疹，阴痒。

【用法用量】煎服，3～6g。外用适量，煎汤熏洗。

▲ 荜茇 Bibo

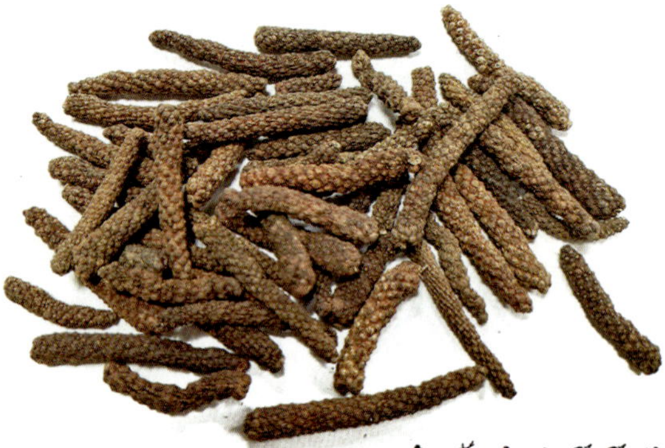

本品为胡椒科植物荜茇的干燥近成熟或成熟果穗。9～10月间果穗由绿变黑时采收，除去杂质，晒干。生用。

【别名】荜拔、鼠尾、荜拨、阿梨诃他、椹圣。

【性味归经】辛，热。归胃、大肠经。

【功效】温中散寒，下气止痛。

【应用】①脘腹冷痛，呕吐泄泻。②寒凝气滞，胸痹心痛，头痛牙痛。

【用法用量】煎服，1～3g。外用适量，研末塞龋齿孔中。

第十章　理气药

★ 陈皮 chenpi

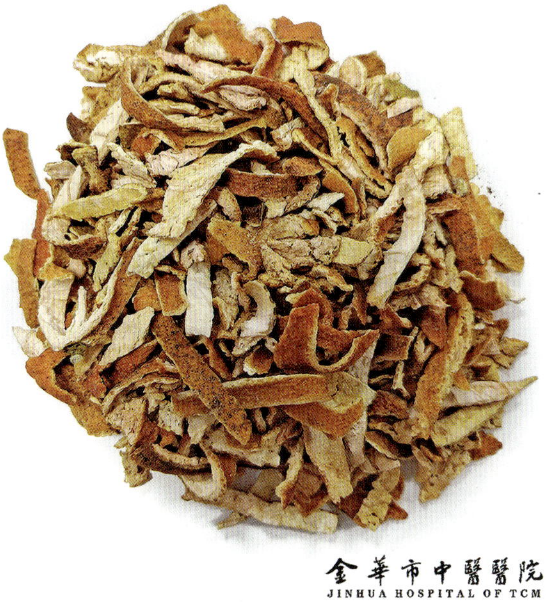

本品为芸香科植物橘及其栽培变种的成熟干燥果皮。药材分为“陈皮”和“广陈皮”。采摘成熟果实，剥取果皮，晒干或低温干燥，切丝。生用。

【别名】橘皮。

【性味归经】辛、苦，温。归脾、肺经。

【功效】理气健脾，燥湿化痰。

【应用】①脘腹胀满，食少吐泻。②咳嗽痰多。

【用法用量】煎服，3 ～ 10g。

★ 香附 Xiangfu

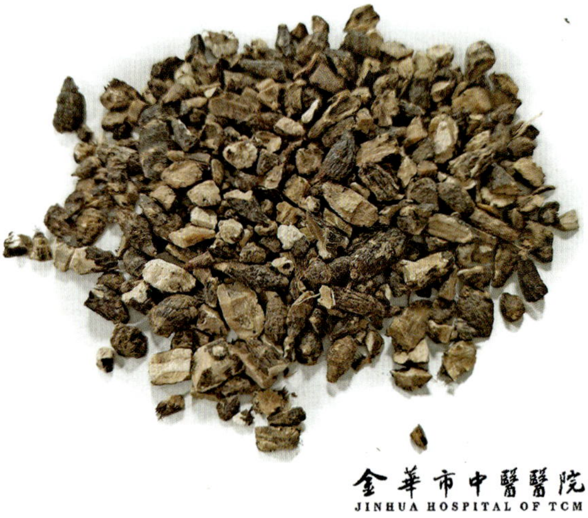

本品为莎草科植物莎草的干燥根茎。秋季采挖，燎去毛须，置沸水中略煮或蒸透后晒干，或燎后直接晒干。生用，或醋炙用。用时碾碎。

【别名】莎草、香附子、雷公头。

【性味归经】辛、微苦、微甘，平。归肝、脾、三焦经。

【功效】疏肝解郁，理气宽中，调经止痛。

【应用】①肝郁气滞，胸胁胀痛。②月经不调，经闭痛经，乳房胀痛。③脾胃气滞，脘腹痞闷，胀满疼痛。④疝气疼痛。

【用法用量】煎服，6～10g。醋炙止痛力增强。

★ 佛手 Foshou

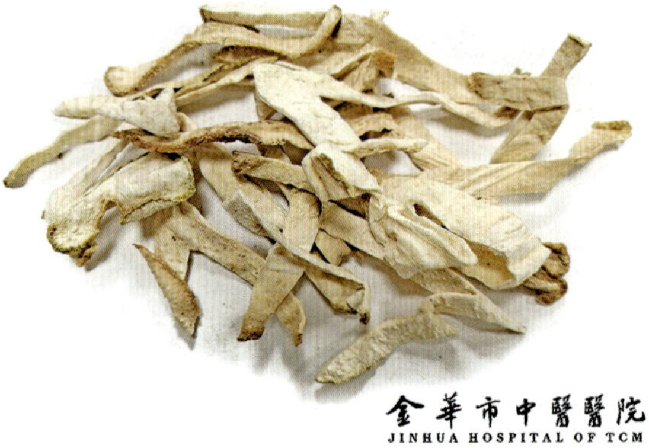

本品为芸香科植物佛手的干燥果实。秋季果实尚未变黄或刚变黄时采收，纵切成薄片，晒干或低温干燥。生用。

【别名】佛手柑、手柑。

【性味归经】辛、苦、酸，温。归肝、脾、胃、肺经。

【功效】疏肝理气，和胃止痛，燥湿化痰。

【应用】①肝胃气滞，胸胁胀痛，胃脘痞满，食少呕吐。②咳嗽痰多。

【用法用量】煎服，3～10g。

★ 玫瑰花 Meiguihua

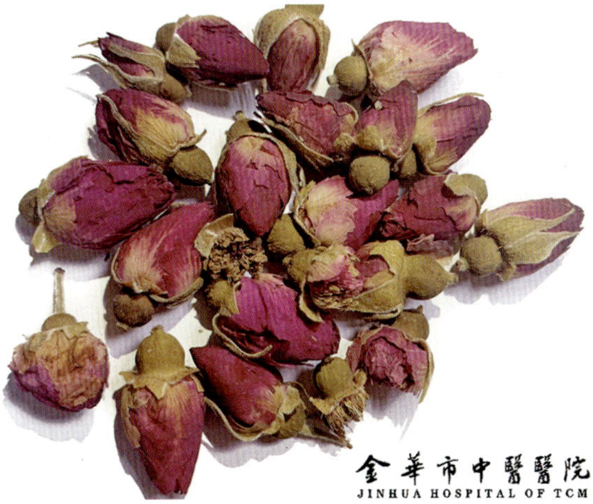

本品为蔷薇科植物玫瑰的干燥花蕾。春末夏初花将开放时分批采摘，除去花柄及蒂，及时低温干燥。生用。

【别名】徘徊花、笔头花、湖花、刺玫花、刺玫菊。

【性味归经】甘、微苦，温。归肝、脾经。

【功效】行气解郁，和血止痛。

【应用】①肝胃气痛，食少呕吐。②月经不调。③跌打伤痛。

【用法用量】煎服，3 ～ 6g。

【经验鉴别】玫瑰花花托呈半球形，花蕊“外长内短”，即雄蕊长，雌蕊短。月季花花蕊“外短内长”，即雄蕊短，雌蕊长。

★ 青皮 Qingpi

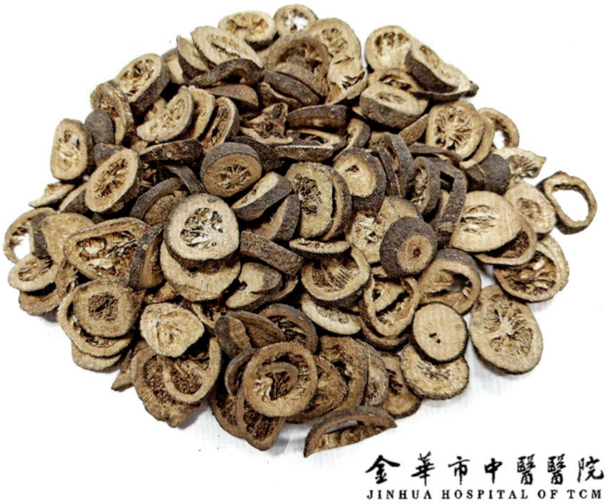

本品为芸香科植物橘及其栽培变种的幼果或未成熟果实的干燥果皮。5 ～ 6 月间收集自落的幼果，晒干，称为“个青皮”。7 ～ 8 月间采收未成熟的果实，在果皮上纵剖成四瓣至基部，除去瓤肉，晒干，习称“四花青皮”。生用或醋炙用。

【别名】四花青皮、个青皮、青皮子。

【性味归经】苦、辛，温。归肝、胆、胃经。

【功效】疏肝破气，消积化滞。

【应用】①胸胁胀痛。②疝气疼痛。③食积气滞，脘腹胀痛。④乳癖乳痈。

【用法用量】煎服，3 ～ 10g。醋炙疏肝止痛力强。

★ 枳实 Zhishi

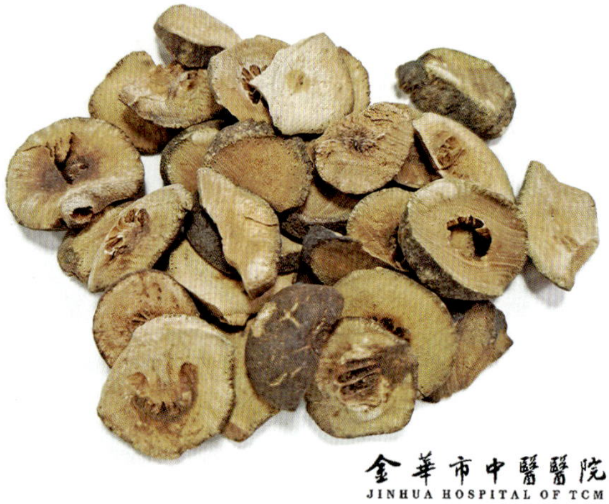

本品为芸香科植物酸橙及其栽培变种或甜橙的干燥幼果。5～6月间采集自落的果实，自中部横切为两半，晒干或低温干燥，较小者直接晒干或低温干燥。用时洗净、闷透，切薄片，干燥。生用或麸炒用。

【别名】鹅眼枳实。

【性味归经】苦、辛、酸，微寒。归脾、胃经。

【功效】破气消积，化痰散痞。

【应用】①积滞内停，痞满胀痛，泻痢后重，大便不通，痰滞气阻。②胸痹，结胸。③脏器下垂。

【用法用量】煎服，3～10g，大量可用至30g。炒后性较平和。

【使用注意】孕妇慎用。

★ 木香 Muxiang

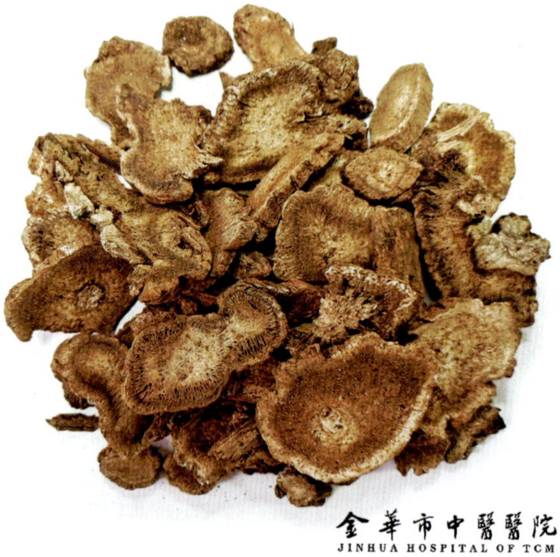

本品为菊科植物木香的干燥根。秋冬两季采挖，除去泥沙及须根，切段，大的再纵剖成瓣，干燥后撞去粗皮。生用或煨用。

【别名】云木香、广木香、蜜香。

【性味归经】辛、苦，温。归脾、胃、大肠、三焦、胆经。

【功效】行气止痛，健脾消食。

【应用】①胸胁、脘腹胀痛。②泻痢里急后重。③食积不消，不思饮食。

【用法用量】煎服，3～6g。生用行气力强，煨用行气力缓而实肠止泻，用于泄泻腹痛。

【经验鉴别】周边有明显环纹。

★ 沉香 Chenxiang

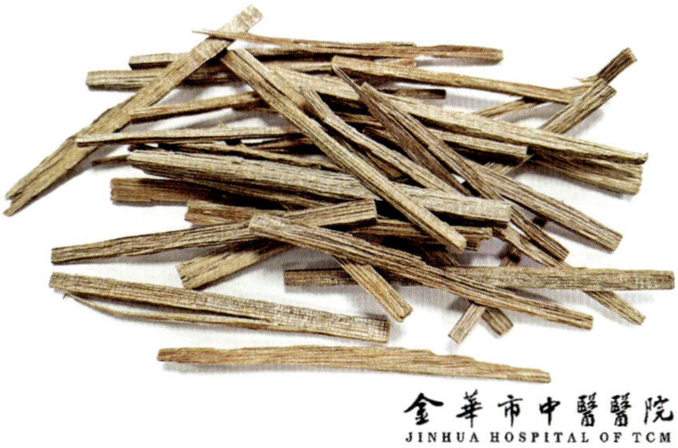

本品为瑞香科植物白木香含有树脂的木材。全年均可采收，割取含树脂的木材，除去不含树脂的部分，阴干，打碎或锉末。生用。

【别名】蜜香、沉水香。

【性味归经】辛、苦，微温。归脾、胃、肾经。

【功效】行气止痛，温中止呕，纳气平喘。

【应用】①胸腹胀闷疼痛。②胃寒呕吐呃逆。③肾虚气逆喘急。

【用法用量】煎服，1 ～ 5g，宜后下。

★ 檀香 Tanxiang

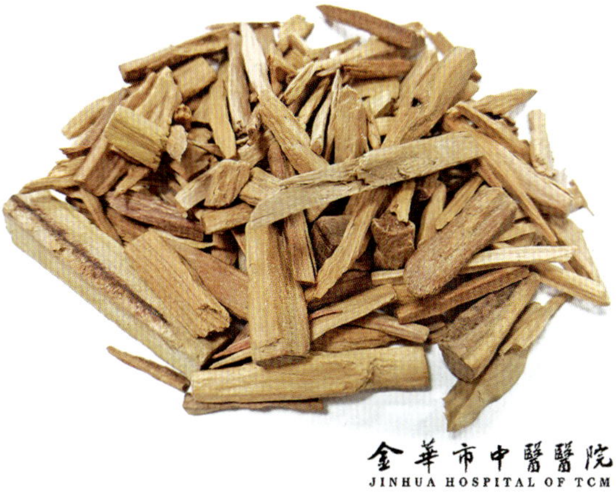

本品为檀香科植物檀香的木质心材。以夏季采收为佳。除去边材，镑片或劈碎后入药。生用。

【别名】白檀、白檀木、旃檀。

【性味归经】辛，温。归脾、胃、心、肺经。

【功效】行气温中，开胃止痛。

【应用】寒凝气滞，胸膈不舒，胸痹心痛，脘腹疼痛，呕吐食少。

【用法用量】煎服，2 ～ 5g，宜后下。

【使用注意】阴虚火旺、实热吐衄者慎用。

★ 川楝子 Chuanlianzi

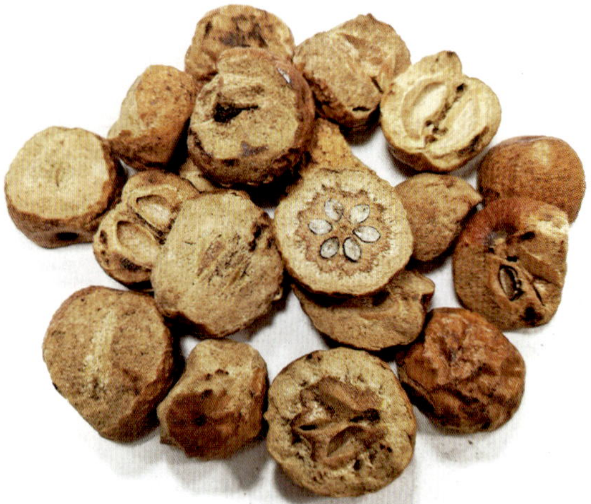

本品为楝科植物川楝树的干燥成熟果实。冬季果实成熟时采收，除去杂质，干燥。用时打碎。生用或炒用。

【别名】金铃子、川楝实、楝实。

【性味归经】苦，寒；有小毒。归肝、小肠、膀胱经。

【功效】疏肝泄热，行气止痛，杀虫。

【应用】①肝郁化火所致痛证。②疝气疼痛，虫积腹痛。

【用法用量】煎服，5～10g。外用适量。炒用寒性减低。

【使用注意】本品有毒，不宜过量或持续服用，以免中毒。本品性寒，脾胃虚寒者慎用。

★ 乌药 Wuyao

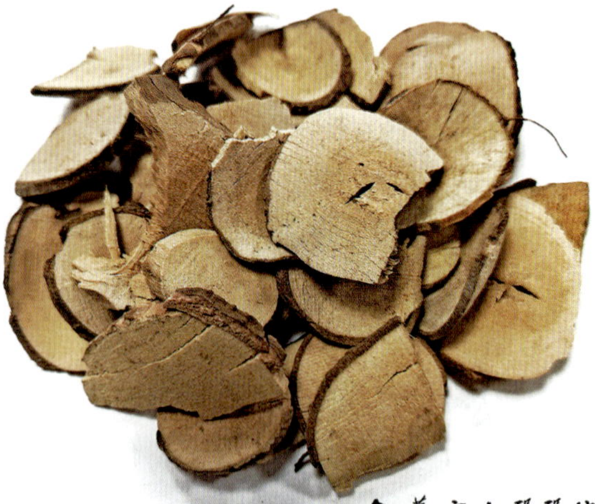

本品为樟科植物乌药的块根。全年均可采挖，除去细根，洗净，趁鲜切片，晒干。生用或麸炒用。

【别名】矮樟、香桂樟、铜钱柴。

【性味归经】辛，温。归肺、脾、肾、膀胱经。

【功效】行气止痛，温肾散寒。

【应用】①寒凝气滞之胸腹诸痛证。②气逆喘急，膀胱虚冷，遗尿尿频，疝气疼痛，经寒腹痛。

【用法用量】煎服，6～10g。

★ 梅花 Meihua

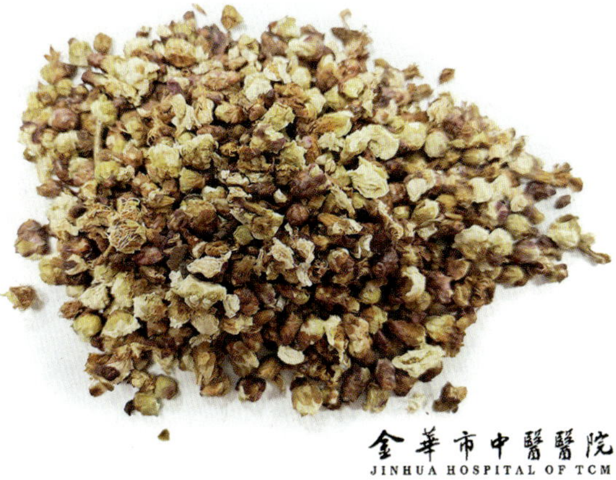

本品为蔷薇科植物梅的干燥花蕾。入药分白梅花、红梅花两种。白梅花主产于江苏、浙江等地，红梅花主产于四川、湖北等地。初春花未开放时采摘花蕾，及时低温干燥。生用。

【别名】白梅花、绿萼梅、绿梅花。

【性味归经】微酸，平。归肝、胃、肺经。

【功效】疏肝和中，化痰散结。

【应用】①肝胃气痛，郁闷心烦。②梅核气，瘰疬疮毒。

【用法用量】煎服，3 ～ 5g。

▲ 荔枝核 Lizhihe

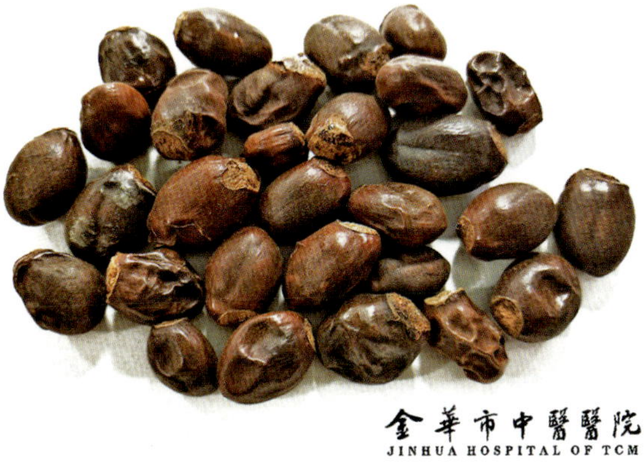

本品为无患子科植物荔枝的干燥成熟种子。夏季采摘成熟果实，除去果皮及肉质假种皮，洗净，晒干。生用或盐水炙用，用时打碎。

【别名】荔仁、枝核、大荔核。

【性味归经】甘、微苦，温。归肝、胃经。

【功效】行气散结，散寒止痛。

【应用】寒疝腹痛，睾丸肿痛。

【用法用量】煎服，5 ～ 10g。

▲ 香橼 Xiangyuan

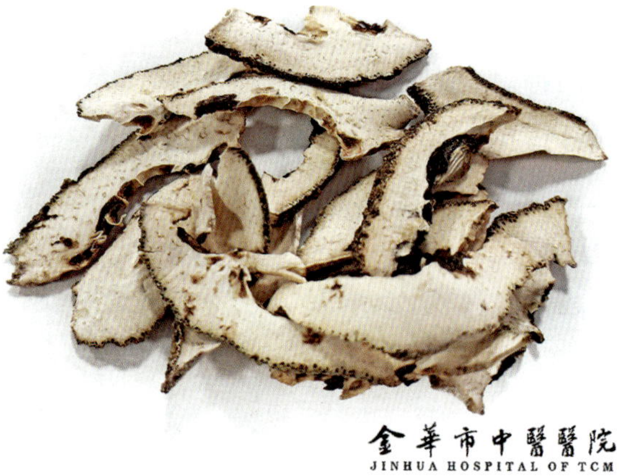

本品为芸香科植物枸橼或香圆的成熟果实。秋季果实成熟时采收。趁鲜切片，除去种子及瓤，晒干或低温干燥。香圆亦可整个或对剖两半后，晒干或低温干燥。生用。

【别名】枸橼、钩缘干、香泡树。

【性味归经】辛、苦、酸，温。归肝、脾、肺经。

【功效】疏肝理气，宽中化痰。

【应用】①肝胃气滞，胸胁胀痛，脘腹痞满，呕吐噫气。②痰饮咳嗽。

【用法用量】煎服，3～10g。

▲ 娑罗子 Suoluozi

本品为七叶树科植物七叶树、浙江七叶树或天师栗的干燥成熟种子。霜降后果实成熟时采收，剥去果皮，晒干或低温干燥。生用。

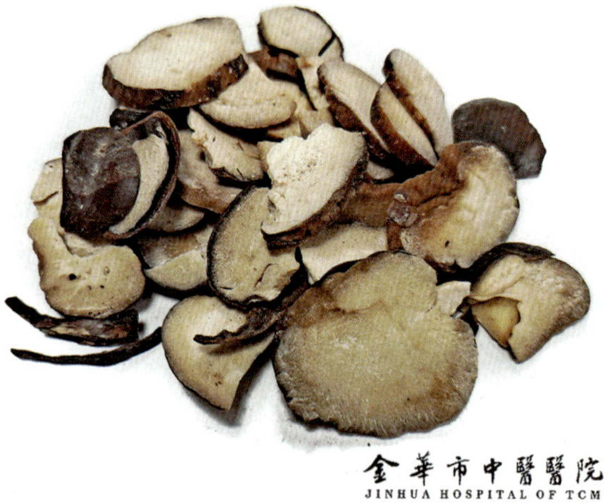

【别名】梭罗子、莎婆子、武吉。

【性味归经】甘，温。归肝、胃经。

【功效】疏肝理气，和胃止痛。

【应用】肝胃气滞，胸腹胀闷，胃脘疼痛。

【用法用量】煎服，3～9g。

▲ 薤白 Xiebai

本品为百合科植物小根蒜或薤的地下干燥鳞茎。夏秋两季采挖，洗净，除去须根，蒸透或置沸水中烫透，晒干。生用。

【别名】野薤、野葱、薤白头。

【性味归经】辛、苦，温。归心、肺、胃、大肠经。

【功效】通阳散结，行气导滞。

【应用】①胸痹心痛。②脘腹痞满胀痛，泻痢里急后重。

【用法用量】煎服，5～10g。

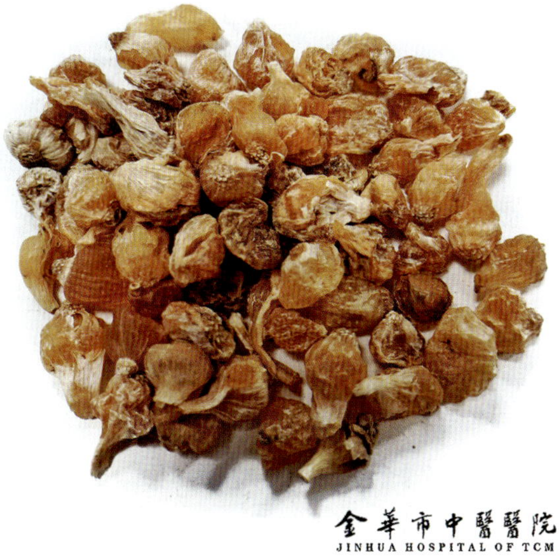

▲ 天仙藤 Tianxianteng

本品为马兜铃科植物马兜铃或北马兜铃的干燥地上部分。秋季采割，除去杂质，晒干，或闷润、切段晒干。生用。

【别名】都淋藤、三百两银、兜铃苗、马兜铃藤。

【性味归经】苦，温。归肝、脾、肾经。

【功效】行气活血，通络止痛。

【应用】①脘腹刺痛。②风湿痹痛。

【用法用量】煎服，3～6g。

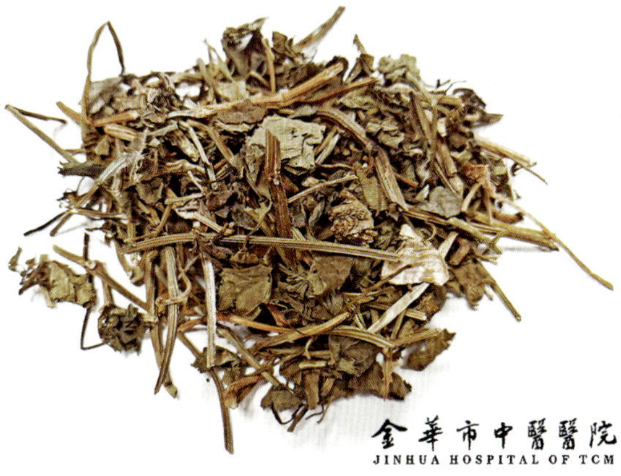

【使用注意】本品含马兜铃酸，肾功能不全、婴幼儿及孕妇禁用；儿童及老年人慎用。

▲ 大腹皮 Dafupi

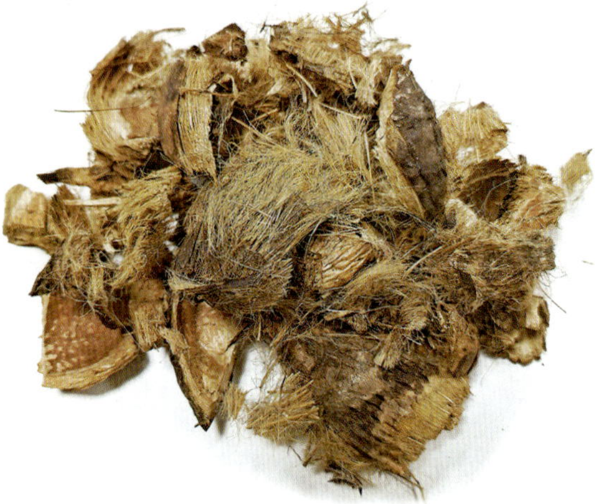

本品为棕榈科植物槟榔的干燥果皮，又名槟榔衣。冬季至次春采收未成熟的果实，煮后干燥，纵剖两瓣，剥取果皮，习称“大腹皮”。春末至秋初采收成熟果实，煮后干燥，剥取果皮，打松，晒干，习称“大腹毛”。生用。

【别名】槟榔皮、大腹毛、茯毛。

【性味归经】辛，微温。归脾、胃、大肠、小肠经。

【功效】行气宽中，利水消肿。

【应用】①湿阻气滞，脘腹胀闷，大便不爽。②水肿胀满，脚气浮肿，小便不利。

【用法用量】煎服，5～10g。

【不良反应】大腹皮一般情况下使用无明显毒副作用，但曾有大腹皮复方汤剂引起过敏性休克及严重荨麻疹各 1 例的报道。

▲ 刀豆 Daodou

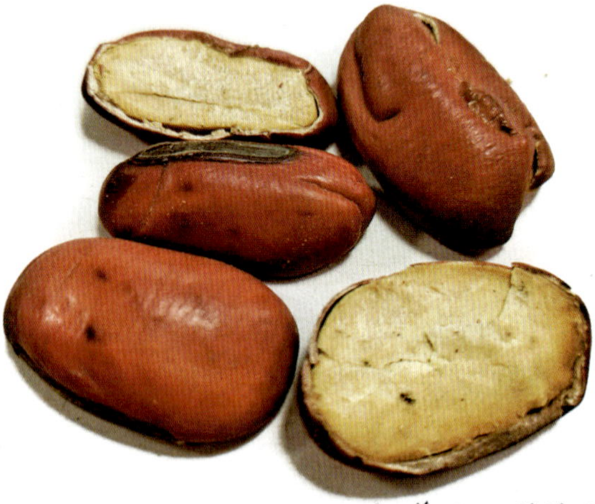

本品为豆科植物刀豆的成熟种子。秋季种子成熟时采收荚果，剥取种子，晒干。生用。

【别名】夹剑豆、野刀板藤、葛豆、刀豆角、刀板豆。

【性味归经】甘，温。归胃、肾经。

【功效】温中，下气，止呃。

【应用】虚寒呃逆，呕吐。

【用法用量】煎服，6～9g。

第十一章　消食药

★ 麦芽 Maiya

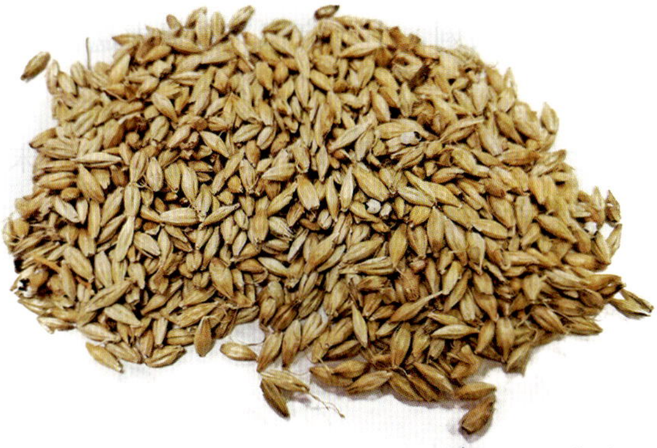

本品为禾本科植物大麦的成熟果实经发芽干燥而成。将大麦洗净、浸泡 4 ～ 6 小时后，捞出，保持适宜温、湿度，待幼芽长至约 0.5cm 时，晒干或低温干燥。生用、炒黄或炒焦用。

【别名】大麦芽、大麦蘖、麦蘖。

【性味归经】甘，平。归脾、胃经。

【功效】行气消食，健胃开胃，回乳消胀。

【应用】①食积不消，脘腹胀痛，脾虚食少。②乳汁郁积，乳房胀痛，妇女断乳。③肝郁胁痛，肝胃气痛。

【用法用量】煎服，10 ～ 15g；回乳炒用 60g。

【鉴别用药】生麦芽健脾和胃，疏肝行气，用于脾虚食少、乳汁郁积；炒麦芽行气消食回乳，用于食积不消、妇女断乳；焦麦芽消食化滞，用于食积不消、脘腹胀痛。

【使用注意】哺乳期妇女不宜使用。

★ 莱菔子 Laifuzi

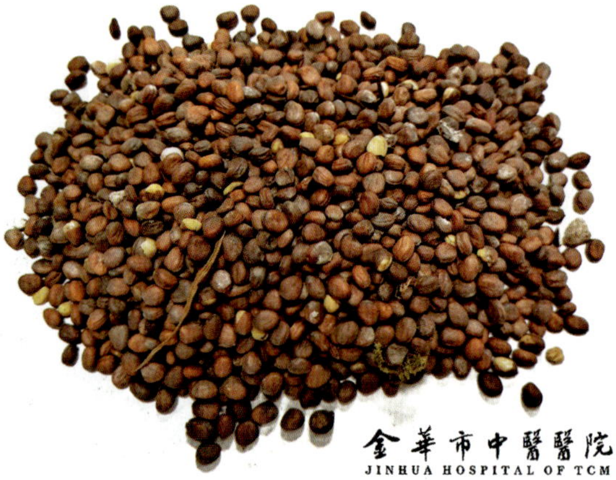

本品为十字花科植物萝卜的成熟种子。夏季果实成熟时采割植株，晒干，搓出种子，除去杂质，再晒干。生用或炒用，用时捣碎。

【别名】萝卜子、芦菔子、萝白子、菜头子。

【性味归经】辛、甘，平。归肺、脾、胃经。

【功效】消食除胀，降气化痰。

【应用】①饮食停滞，脘腹胀痛，大便秘结，积滞泻痢。②痰壅喘咳。

【用法用量】煎服，5～12g。

【使用注意】本品辛散耗气，故气虚及无食积、痰滞者慎用。不宜与人参同用。

第十二章　驱虫药

▲ 使君子 Shijunzi

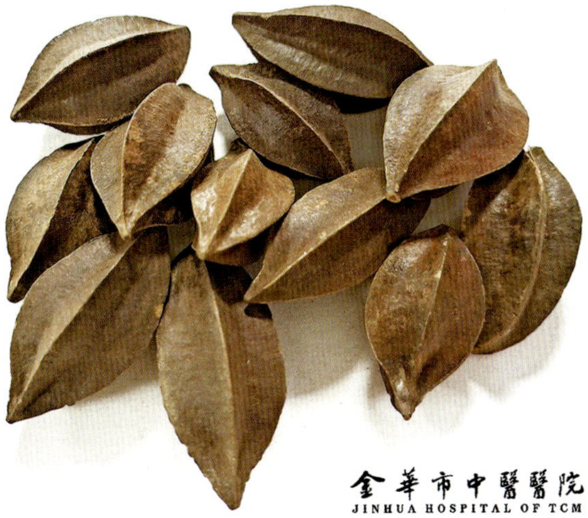

本品为使君子科植物使君子的干燥成熟果实。9 ～ 10 月果皮变紫黑时采收，晒干，去壳，取种仁生用或炒香用。

【别名】病柑子、五棱子、君子仁。

【性味归经】甘，温。归脾、胃经。

【功效】杀虫消积。

【应用】①蛔虫病，蛲虫病，虫积腹痛。②小儿疳积。

【用法用量】煎服，9 ～ 12g，捣碎；取仁炒香嚼服，6 ～ 9g，多入丸、散或单用，1 ～ 2 次分服。小儿每岁 1 ～ 1.5 粒，炒香嚼服，1 日总量不超过 20 粒。空腹服用，每日 1 次，连用 3 天。

【使用注意】大量服用可致呃逆、眩晕、呕吐、腹泻等反应。服药时忌饮浓茶。

【经验鉴别】5 条纵棱。

▲ 槟榔 Binglang

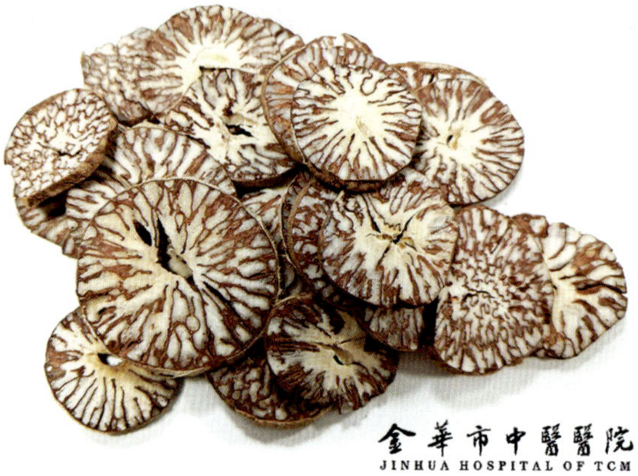

本品为棕榈科植物槟榔的干燥成熟种子。春末至秋初采收成熟果实，用水煮后，干燥，除去果皮，取出种子，晒干。浸透切片或捣碎用。

【别名】榔玉、宾门、青仔。

【性味归经】苦、辛，温。归胃、大肠经。

【功效】杀虫，消积，行气，利水，截疟。

【应用】①绦虫病，蛔虫病，姜片虫病，虫积腹痛。②食积气滞，泻痢后重。③水肿，脚气肿痛。④疟疾。

【用法用量】煎服 3 ～ 10g；驱绦虫、姜片虫 30 ～ 60g。生用力佳，炒用力缓；鲜者优于陈久者。

【使用注意】脾虚便溏或气虚下陷者忌用；孕妇慎用。

第十三章　止血药

第一节　凉血止血药

★ 小蓟 Xiaoji

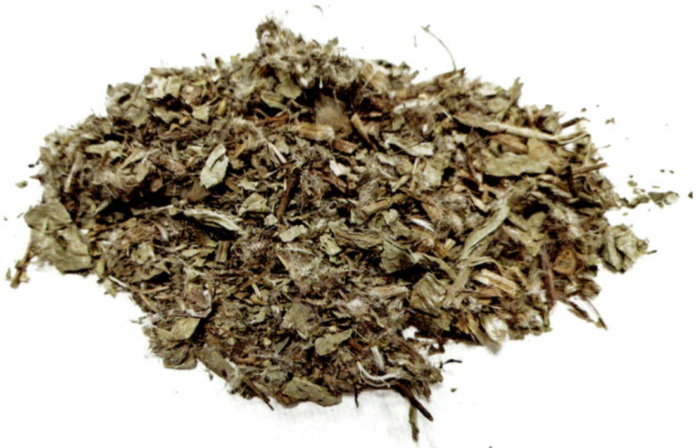

本品为菊科植物刺儿菜地上部分或根。夏秋季花期采集，除去杂质，晒干。生用或炒炭用。

【别名】青青菜、荠荠菜、刺角菜。

【性味归经】甘、苦，凉。归心、肝经。

【功效】凉血止血，散瘀解毒消痈。

【应用】①衄血，吐血，尿血，血淋，便血，崩漏，外伤出血。②痈肿疮毒。

【用法用量】煎服，5 ～ 12g。外用适量，捣敷患处。

★ 大蓟 Daji

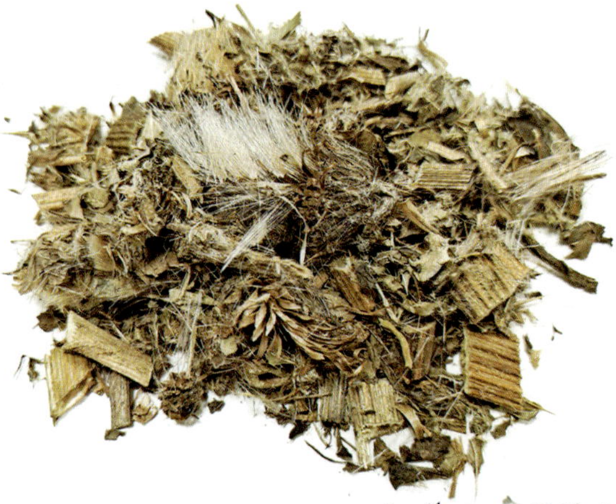

本品为菊科植物蓟的地上部分或根。夏秋季花开时割取地上部分，或秋末挖根，除去杂质，晒干。生用或炒炭用。

【别名】大刺儿菜、大刺盖、老虎脷。

【性味归经】甘、苦，凉。归心、肝经。

【功效】凉血止血，散瘀解毒消痈。

【应用】衄血，吐血，尿血，血淋，便血，崩漏，外伤出血，痈肿疮毒。

【用法用量】煎服，9～15g。外用鲜品适量，捣敷患处。

【经验鉴别】髓中空，有纵棱。

★ 地榆 Diyu

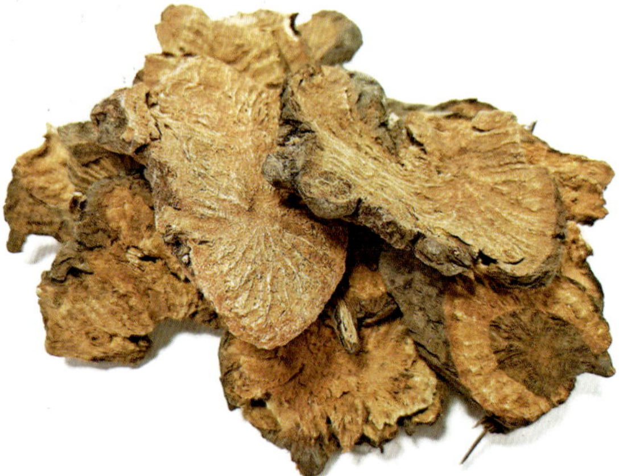

本品为蔷薇科植物地榆或长叶地榆的根。春季将发芽时或秋季植株枯萎后采挖，除去须根，洗净，晒干。生用或炒炭用。

【别名】黄瓜香、玉札、山枣子。

【性味归经】苦、酸、涩，微寒。归肝、大肠经。

【功效】凉血止血，解毒敛疮。

【应用】①血热出血证。②烫伤，湿疹，疮疡痈肿。

【用法用量】煎服，9～15g；或入丸、散。外用适量。止血多炒炭用，解毒敛疮多生用。

【使用注意】本品性寒酸涩，凡虚寒性便血、下痢、崩漏及出血有瘀者慎用。大面积烧伤患者，不宜使用地榆制剂外涂，以防其所含鞣质被大量吸收而引起中毒性肝炎。

【经验鉴别】断面平坦，呈粉红色，木部放射状。

★ 槐花 Huaihua

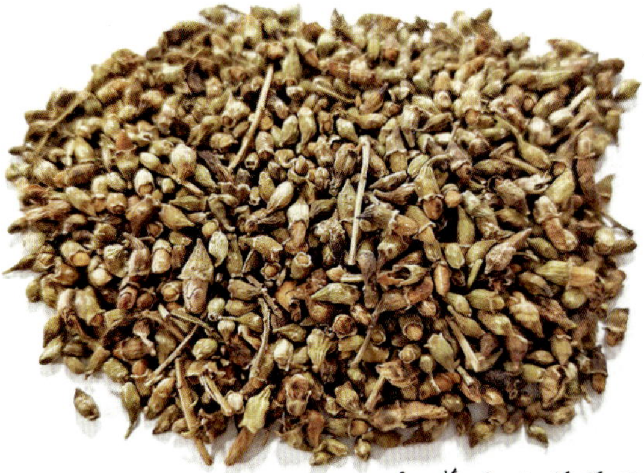

本品为豆科植物槐的干燥花蕾及花。夏季花未开放时采收其花蕾，称为“槐米”；花开放时采收，称为“槐花”。采收后除去花序的枝、梗及杂质，及时干燥。生用、炒用或炒炭用。

【别名】金药树、护房树、豆槐。

【性味归经】苦，微寒。归肝、大肠经。

【功效】凉血止血，清肝泻火。

【应用】①血热出血证。②肝热目赤，头痛眩晕。

【用法用量】煎服，5～10g。外用适量。止血多炒炭用，清热泻火宜生用。

【使用注意】脾胃虚寒及阴虚发热而无实火者慎用。

★ 白茅根 Baimaogen

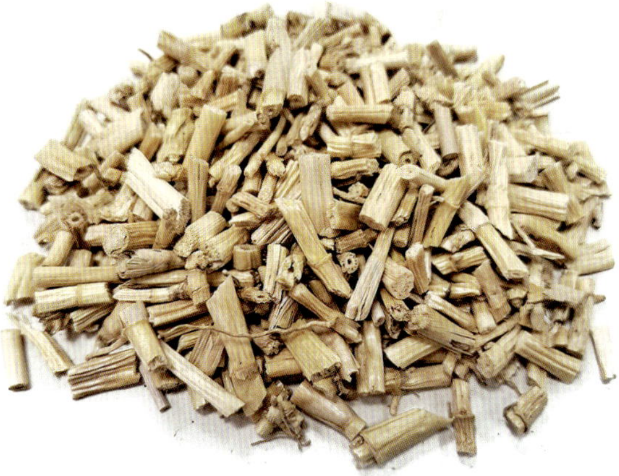

本品为禾本科植物白茅的根茎。春秋两季采挖，除去须根及膜质叶鞘，洗净，晒干，切段。生用。

【别名】丝茅草、茅草、白茅草。

【性味归经】甘，寒。归肺、胃、膀胱经。

【功效】凉血止血，清热利尿。

【应用】①血热出血证。②热病烦渴，湿热黄疸，水肿尿少，热淋涩痛。

【用法用量】煎服，9～30g。多生用，止血亦可炒炭用。

★ 苎麻根 Zhumagen

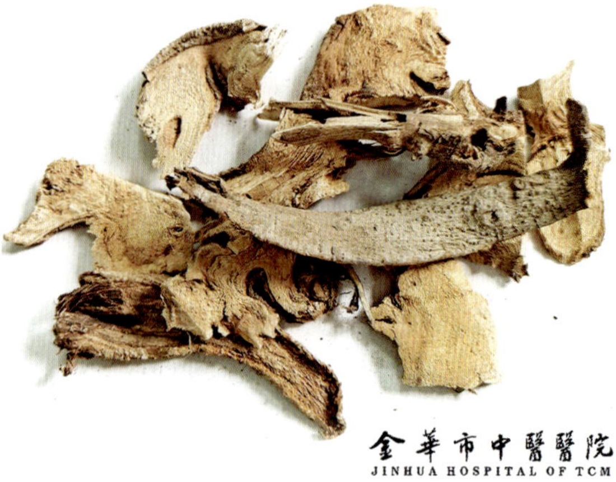

本品为荨麻科植物苎麻的根和根茎。冬春两季采挖，洗净，晒干，切段。生用。

【别名】苎根、苎麻头、纻、川绵葱、银苎、天名精、园麻、线麻、山麻等。

【性味归经】甘，寒。归心、肝经。

【功效】凉血止血，安胎，清热解毒。

【应用】①血热出血证。②胎动不安，胎漏下血。③痈肿疮毒。

【用法用量】煎服，10～30g。外用适量，煎汤外洗，或鲜品捣敷。

第二节　化瘀止血药

★ 三七 Sanqi

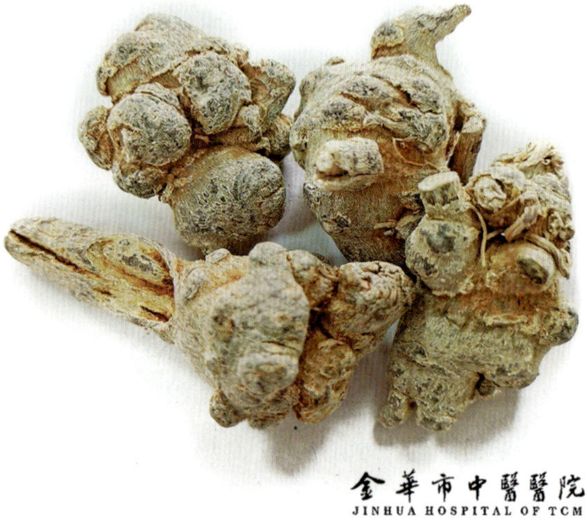

本品为五加科植物三七的干燥根。夏末秋初开花前或冬季种子成熟后采挖，去尽泥土，洗净，晒干。生用或研细粉用。

【别名】田七、人参三七、参三七、文州三七。

【性味归经】甘、微苦，温。归肝、胃经。

【功效】散瘀止血，消肿定痛。

【应用】①出血证。②外伤出血，跌仆肿痛，胸腹刺痛。

【用法用量】3～9g；研粉吞服，1次1～3g。外用适量。

【使用注意】孕妇慎用。

【经验鉴别】铜皮铁骨、疣状凸。

★ 茜草 Qiancao

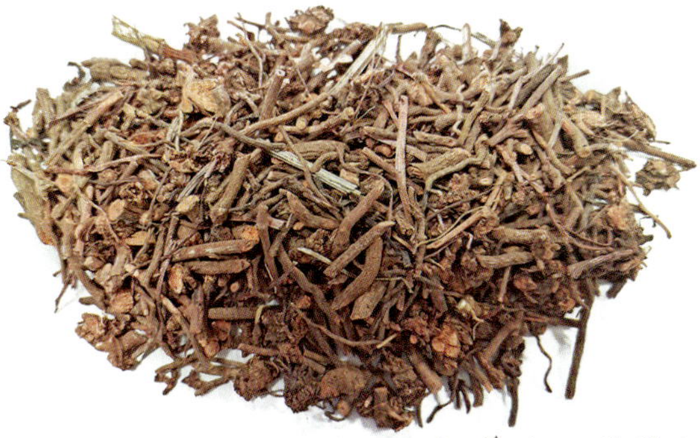

本品为茜草科植物茜草的干燥根及根茎。春秋两季采挖，除去茎苗、泥土及细须根，洗净，晒干。生用或炒用。

【别名】四轮草、拉拉蔓、小活血、过山藤。

【性味归经】苦，寒。归肝经。

【功效】凉血，祛瘀，止血，通经。

【应用】①吐血，衄血，崩漏，外伤出血。②瘀阻经闭，关节痹痛，跌仆肿痛。

【用法用量】煎服，6～10g。亦入丸、散。止血炒炭用，活血通经生用或酒炒用。

【经验鉴别】呈紫红色。

★ 蒲黄 Puhuang

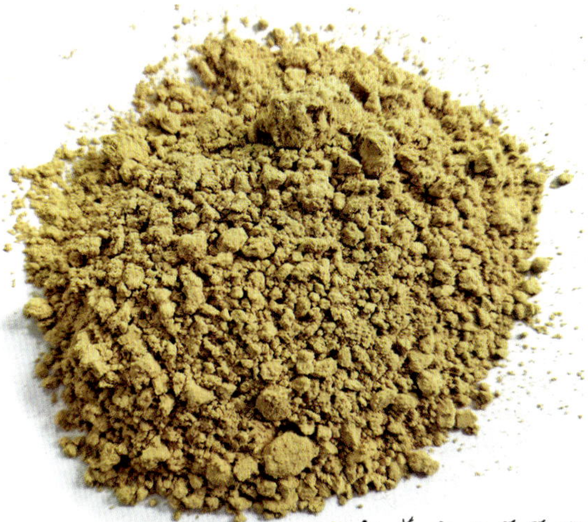

本品为香蒲科植物水烛香蒲、东方香蒲或同属植物的干燥花粉。夏季采收蒲棒上部的黄色雄性花序，晒干后碾轧，筛取细粉。生用或炒用。

【别名】香蒲、水蜡丸、蒲草。

【性味归经】甘，平。归肝、心包经。

【功效】止血，化瘀，通淋。

【应用】①吐血，衄血，咯血，崩漏，外伤出血。②经闭痛经，胸腹刺痛。③跌仆肿痛，血淋涩痛。

【用法用量】煎服，5～10g，包煎。外用适量，研末外掺或调敷。止血多炒用，化瘀、利尿多生用。

【使用注意】孕妇慎用。

▲ 降香 Jiangxiang

本品为豆科植物降香檀树干和根的干燥心材。全年均可采集，除去边材，劈成小块，阴干。生用。

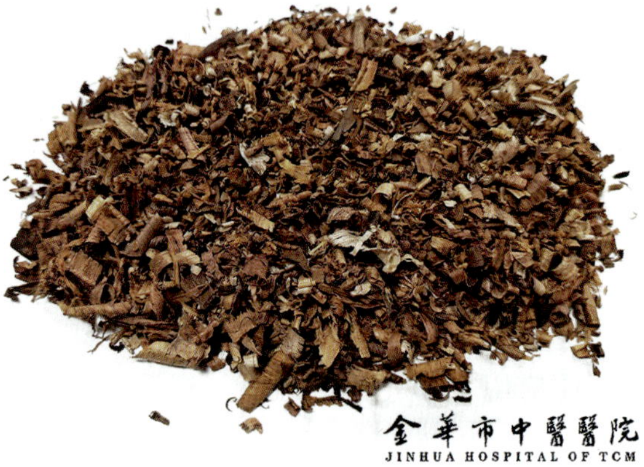

【别名】花梨母。

【性味归经】辛，温。归肝、脾经。

【功效】化瘀止血，理气止痛。

【应用】①吐血，衄血，外伤出血。②肝郁胁痛，胸痹刺痛，跌仆伤痛。③呕吐腹痛。

【用法用量】煎服，9 ～ 15g，宜后下。外用适量，研末外敷。

第三节　收敛止血药

★ 白及 Baiji

本品为兰科植物白及的块茎。夏秋两季采挖，除去须根，洗净，晒干。生用。

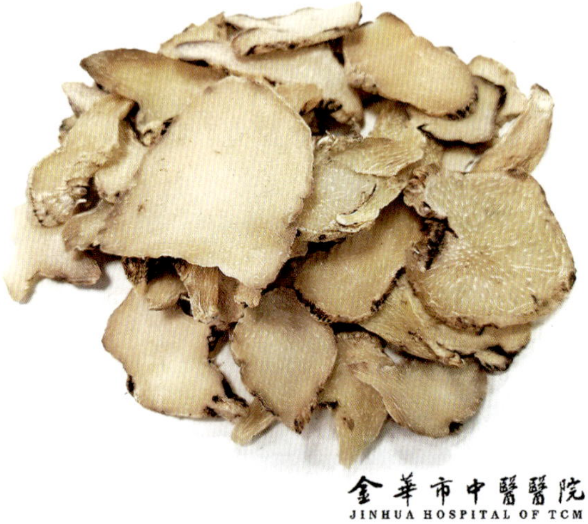

【别名】甘根、连及草、白芨。

【性味归经】苦、甘、涩，微寒。归肺、胃、肝经。

【功效】收敛止血，消肿生肌。

【应用】①咯血，吐血，外伤出血。②痈肿疮疡，皮肤皲裂。

【用法用量】煎服，6 ～ 15g；研末吞服 3 ～ 6g。外用适量。

【使用注意】不宜与川乌、制川乌、草乌、制草乌、附子等药材同用。

【经验鉴别】角质样、牙齿状、嚼之黏牙。

★ 仙鹤草 Xianhecao

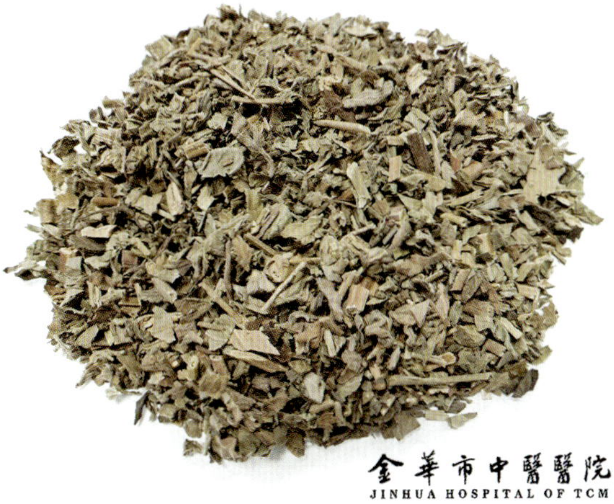

本品为蔷薇科植物龙牙草的全草。夏秋两季茎叶茂盛时采割，除去杂质，晒干。生用或炒炭用。

【别名】龙芽草、脱力草、狼牙草。

【性味归经】苦、涩，平。归心、肝经。

【功效】收敛止血，截疟止痢，解毒补虚。

【应用】①出血证。②痢疾，血痢。③疟疾寒热。④脱力劳伤。⑤痈肿疮毒，阴痒带下。

【用法用量】煎服，6～12g。外用适量。

★ 血余炭 Xueyutan

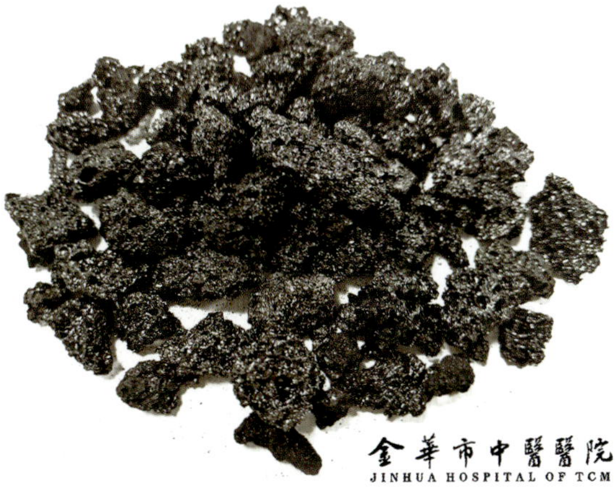

本品为人发制成的炭化物。收集头发，除去杂质，用碱水洗去油垢，清水漂净，晒干，焖煅成炭用。

【性味归经】苦，平。归肝、胃经。

【功效】收敛止血，化瘀，利尿。

【应用】①吐血，咯血，衄血，血淋，尿血，便血，崩漏，外伤出血。②小便不利。

【用法用量】煎服，5～10g。外用适量。

第四节　温经止血药

★ 艾叶 Āiye

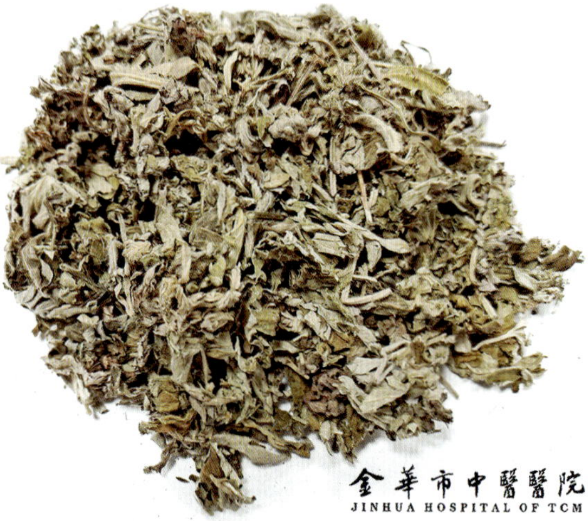

本品为菊科植物艾的叶。夏季花未开时采摘，除去杂质，晒干或阴干。生用、捣绒或制炭用。

【别名】艾蒿、家艾。

【性味归经】辛、苦，温；有小毒。归肝、脾、肾经。

【功效】温经止血，散寒止痛。外用祛湿止痒。

【应用】①吐血，衄血，崩漏，月经过多，胎漏下血。②少腹冷痛，经寒不调，宫冷不孕。③外治皮肤瘙痒。

【用法用量】煎服，3～9g；外用适量，供灸治或熏洗用；温经止血宜炒炭用，余生用。

★ 炮姜 Paojiang

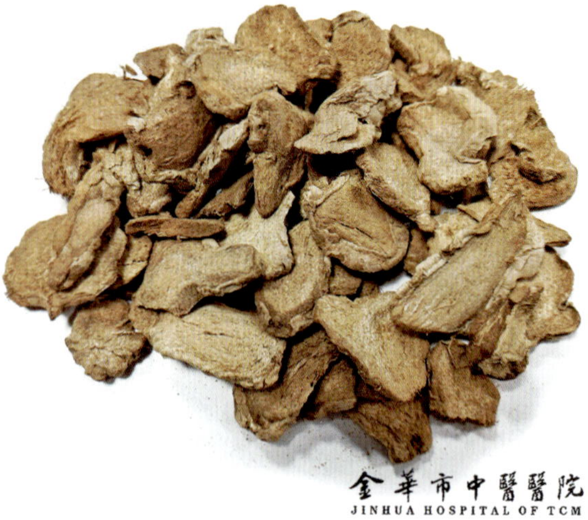

本品为姜科植物姜干燥根茎的炮制品，又名黑姜。以干姜砂烫至鼓起，表面呈棕褐色，或炒炭至外表色黑，内至棕褐色入药。

【性味归经】辛，热。归脾、胃、肾经。

【功效】温经止血，温中止痛。

【应用】①阳虚失血，吐衄崩漏。②脾胃虚寒，腹痛吐泻。

【用法用量】煎服，3～9g。

第十四章　活血化瘀药

第一节　活血止痛药

★ 川芎 Chuanxiong

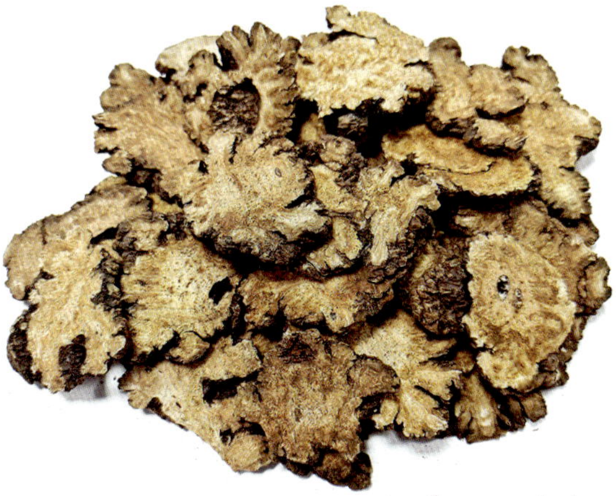

本品为伞形科植物川芎的根茎。5 月采挖，除去泥沙，晒后烘干，再去须根。用时切片生用或酒炙。

【别名】山鞠穷、芎藭、香果、胡藭、京芎、贯芎、抚芎、台芎、西芎。

【性味归经】辛，温。归肝、胆、心包经。

【功效】活血行气，祛风止痛。

【应用】①胸痹心痛，胸胁刺痛，跌仆肿痛。②月经不调，经闭痛经。③癥瘕腹痛，头痛，风湿痹痛。

【用法用量】煎服，3 ～ 10g。

【使用注意】阴虚火旺、多汗、热盛及无瘀之出血证和孕妇慎用。

【经验鉴别】横切片呈波纹状，纵切片呈蝴蝶状。

★ 延胡索 Yanhusuo

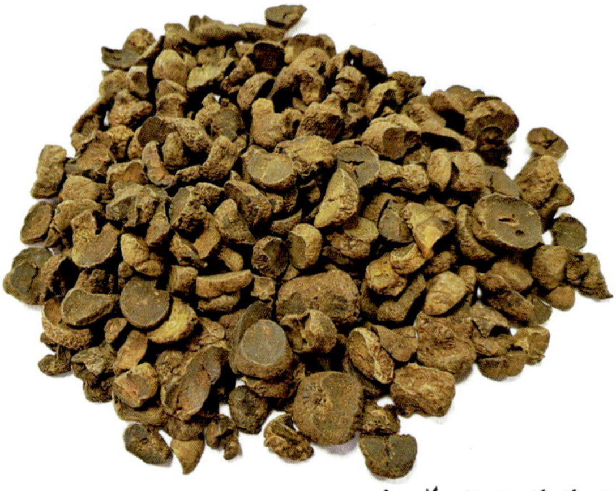

本品为罂粟科植物延胡索的块根。夏初茎叶枯萎时采挖，除去须根，置沸水中煮至恰无白心时取出，晒干，切厚片或捣碎。生用或醋炙用。

【别名】玄胡索、元胡、延胡、元胡索等。

【性味归经】辛、苦，温。归心、肝、脾经。

【功效】活血，行气，止痛。

【应用】胸胁、脘腹疼痛，胸痹心痛，经闭痛经，产后瘀阻，跌仆肿痛。

【用法用量】煎服，3 ~ 10g。研粉吞服，每次 1.5 ~ 3g。

【经验鉴别】断面黄色，角质样。

★ 郁金 Yujin

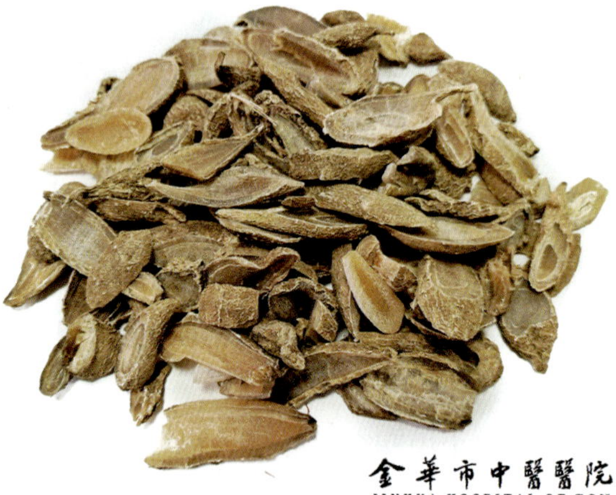

本品为姜科植物温郁金、姜黄、广西莪术或蓬莪术的块根。冬季茎叶枯萎后采挖，摘取块根，除去细根，蒸或煮至透心，干燥，切片或打碎。生用或矾水炙用。

【别名】马蒁、黄郁。

【性味归经】辛、苦，寒。归肝、肺、心经。

【功效】活血止痛，行气解郁，清心凉血，利胆退黄。

【应用】①胸胁刺痛，胸痹心痛，经闭痛经，乳房胀痛。②热病神昏，癫痫发狂。③血热吐衄。④黄疸尿赤。

【用法用量】煎服，3 ~ 10g。

【使用注意】不宜与丁香、母丁香同用。

【经验鉴别】角质样，皮肉易分离。

★ 姜黄 Jianghuang

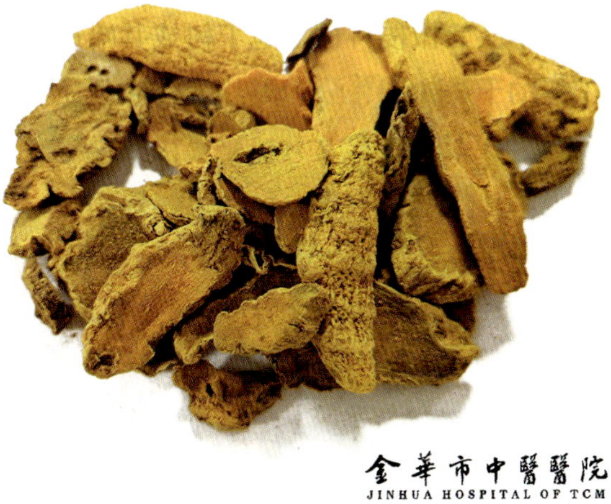

本品为姜科植物姜黄的根茎。冬季茎叶枯萎时采挖，除去须根，煮或蒸至透心，晒干，切厚片。生用。

【别名】黄姜、毛黄姜、黄丝郁金。

【性味归经】辛、苦，温。归肝、脾经。

【功效】活血行气，通经止痛。

【应用】①胸胁刺痛，胸痹心痛，痛经经闭，癥瘕。②风湿肩臂疼痛，跌仆肿痛。

【用法用量】煎服，3～10g。外用适量。

【使用注意】血虚无气滞血瘀者慎用，孕妇忌用。

▲ 乳香 Ruxiang

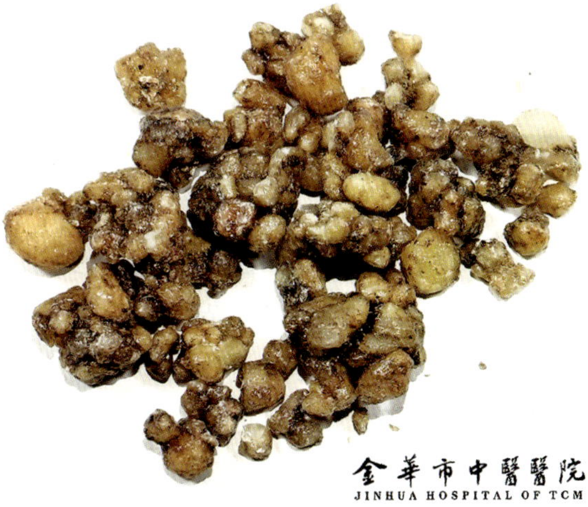

本品为橄榄科植物乳香树及其同属植物树皮渗出的树脂。春夏季采收。将树干的皮部由下向上顺序切伤，使树脂渗出，数天后凝成固体，即可采收。可打碎生用，内服多炒用。

【别名】乳头香、天泽香。

【性味归经】辛、苦，温。归心、肝、脾经。

【功效】活血定痛，消肿生肌。

【应用】①胸痹心痛，胃脘疼痛，痛经经闭，产后瘀阻，癥瘕腹痛。②风湿痹痛，筋脉拘挛，跌打损伤，痈肿疮疡。

【用法用量】煎服或入丸、散，3～5g；外用适量，研末调敷。

【使用注意】孕妇及胃弱者慎用，对胃肠道有较强的刺激性。

★ 牛膝 Niuxi

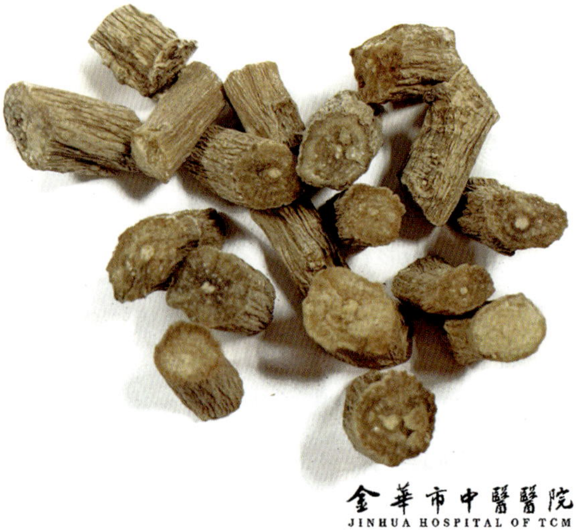

本品为苋科植物牛膝（怀牛膝）和川牛膝（甜牛膝）的根。冬季苗枯时采挖，洗净，晒干。生用或酒炙用。

【别名】怀牛膝、百倍、牛髁膝、山苋菜。

【性味归经】苦、甘、酸，平。归肝、肾经。

【功效】逐瘀通经，补肝肾，强筋骨，利尿通淋，引血下行。

【应用】①瘀血阻滞之经闭、痛经、经行腹痛。②腰膝酸痛，下肢痿软（酒炙）。③淋证，水肿。④火热上炎，阴虚火旺之头痛、眩晕、齿痛、口舌生疮、吐血、衄血。

【用法用量】煎服，5～12g。

【使用注意】本品为动血之品，性专下行，孕妇及月经过多者忌服。中气下陷、脾虚泄泻、下元不固、多梦遗精者慎用。

【经验鉴别】断面平坦，“白色轴”。

★ 鸡血藤 Jixueteng

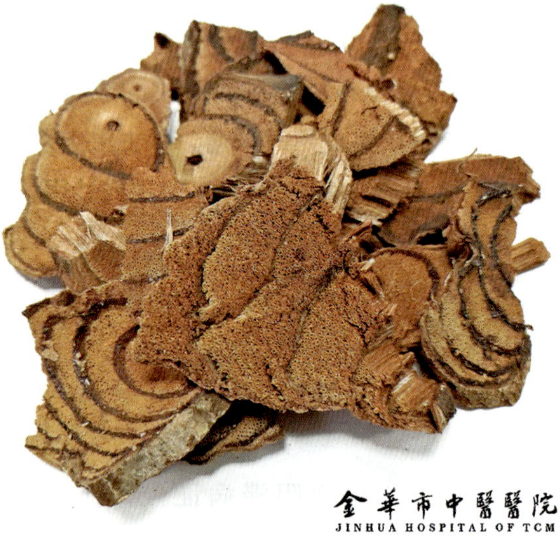

本品为豆科植物密花豆的藤茎。野生。秋冬两季采收茎藤，除去枝叶及杂质，润透，切片，晒干。生用或熬膏用。

【别名】血风、血藤、血风藤。

【性味归经】苦、甘，温。归肝、肾经。

【功效】活血补血，调经止痛，舒筋活络。

【应用】①月经不调，痛经闭经。②风湿痹痛，手足麻木，肢体瘫痪及血虚萎黄。

【用法用量】煎服，9～15g。

【经验鉴别】树脂呈环，髓部居中。

★ 红花 Honghua

本品为菊科植物红花的筒状花冠。夏收开花，花色由黄转为鲜红时采摘，阴干或微火烘干。

【别名】红蓝花、刺红花、草红花。

【性味归经】辛，温。归心、肝经。

【功效】活血通经，散瘀止痛。

【应用】①血滞经闭、痛经，产后瘀滞腹痛。②癥瘕积聚。③胸痹心痛，血瘀腹痛，胁痛。④跌打损伤，瘀滞肿痛。⑤瘀滞斑疹色暗。

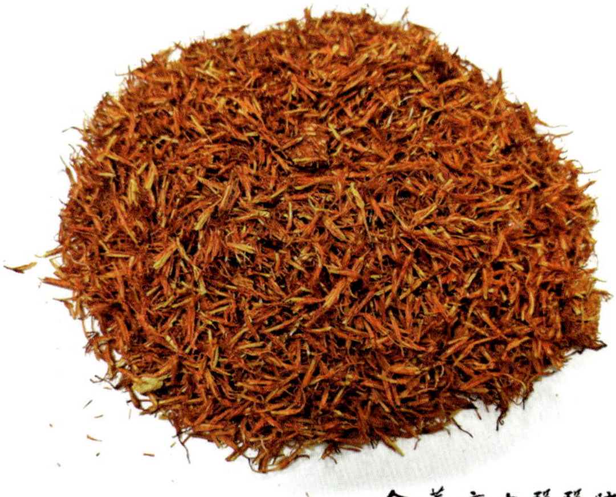

金華市中醫醫院
JINHUA HOSPITAL OF TCM

【用法用量】煎服，3 ～ 10g。

【使用注意】孕妇慎用；有出血倾向者慎用。

★ 益母草 Yimucao

本品为唇形科植物益母草的地上部分。通常在夏季茎叶茂盛、花未开或初开时采割，除去杂质，洗净，润透，切段后干燥。生用或熬膏用。

【别名】益母蒿、坤草、茺蔚。

【性味归经】辛、苦，微寒。归心包、肝、膀胱经。

【功效】活血调经，利水消肿，清热解毒。

【应用】①月经不调，痛经经闭，产后恶露不尽。②水肿，小便不利。③疮痈肿毒。

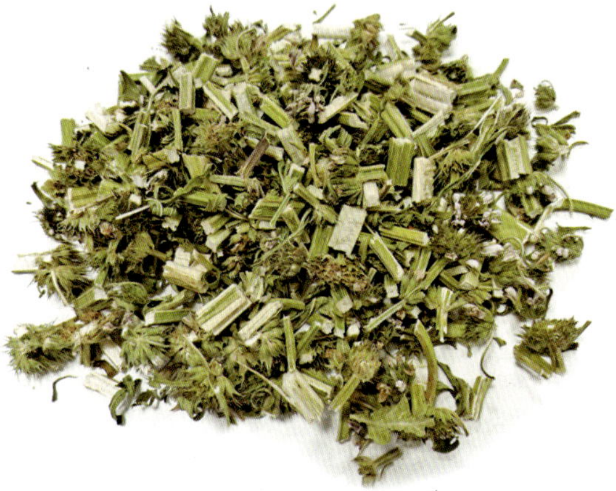

金華市中醫醫院
JINHUA HOSPITAL OF TCM

【用法用量】煎服，9 ～ 30g；鲜品 12 ～ 40g。

【使用注意】孕妇慎用。

【经验鉴别】茎方形，四面凹呈纵沟，断面中空白色髓。

★ 王不留行 Wangbuliuxing

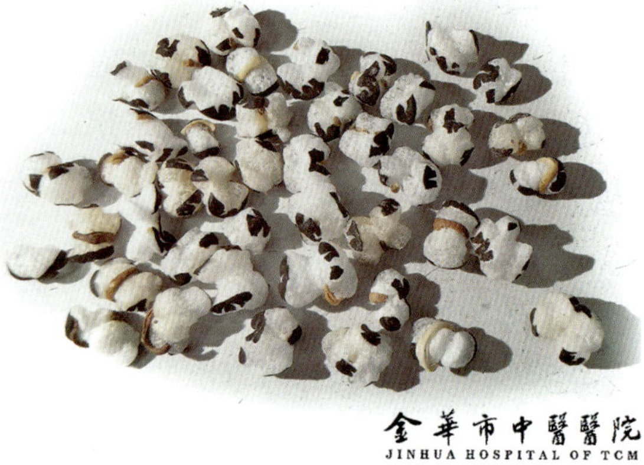

本品为石竹科植物麦蓝菜的成熟种子。夏季果实成熟、果皮尚未开裂时采割植株，晒干，打下种子，除去杂质，晒干。生用或炒用。

【别名】奶米、王不留、老头蓝子。

【性味归经】苦，平。归肝、胃经。

【功效】活血通经，下乳消肿，利尿通淋。

【应用】①经闭痛经。②产后乳汁不下，乳痈肿痛。③淋证涩痛。

【用法用量】煎服，5～10g。外用适量。

【使用注意】孕妇慎用。

【不良反应】有报道内服王不留行煎剂致光敏性皮炎1例，临床表现为日光下引起面部、眼睛及双手明显水肿性皮炎，经对症处理恢复。

▲ 泽兰 Zelan

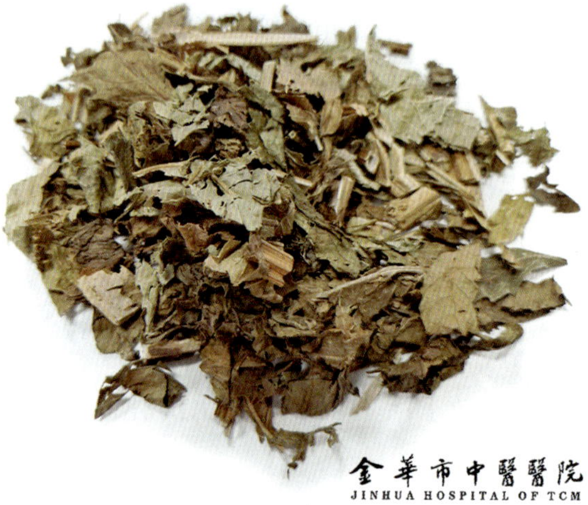

本品为唇形科植物毛叶地瓜儿苗的地上部分。夏秋两季茎叶茂盛时采割，晒干。除去杂质、泥土，润透，切段，干燥后生用。

【别名】地瓜苗、地笋、甘露子、方梗泽兰。

【性味归经】苦、辛，微温。归肝、脾经。

【功效】活血调经，祛瘀消痈，利水消肿。

【应用】①月经不调，痛经，产后瘀血腹痛。②疮痈肿毒。③水肿，腹水。

【用法用量】煎服，6～12g。

【使用注意】血虚及无瘀滞者慎用。

【经验鉴别】茎方形，断面中空。

第三节　活血疗伤药

★ 土鳖虫 Tubiechong

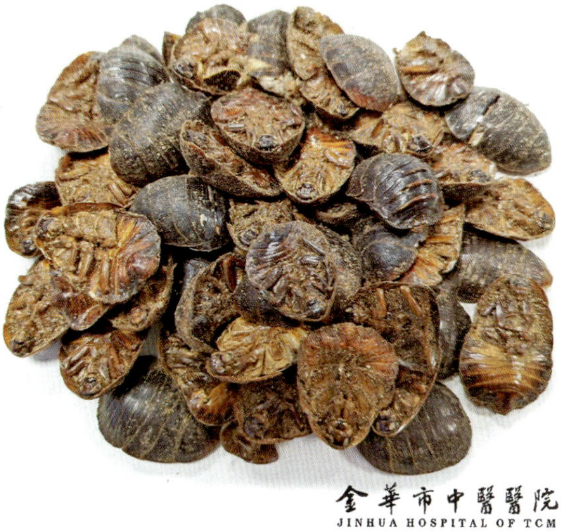

本品为鳖蠊科昆虫地鳖或冀地鳖雌虫的全体。夏季捕捉，饲养者全年可捕捉，用沸水烫死，晒干或烘干。

【别名】地鳖虫、土元、地乌龟。

【性味归经】咸，寒；有小毒。归肝经。

【功效】破血逐瘀，续筋接骨。

【应用】①跌打损伤，筋伤骨折，瘀肿疼痛。②血瘀经闭，产后瘀阻腹痛，癥瘕痞块。

【用法用量】煎服，3 ～ 10g。

【使用注意】孕妇禁用。

★ 苏木 Sumu

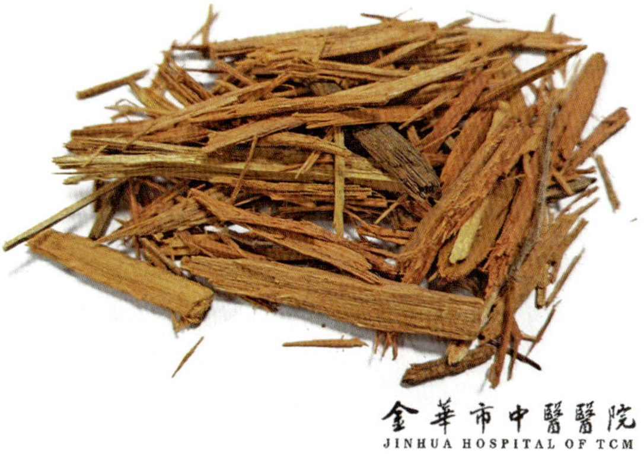

本品为豆科植物苏木的心材。全年均可采伐，取树干，除去枝皮及边材，留取中心部分，锯段，晒干。炮制时，将其刨成薄片或砍成小块，或经蒸软切片用。

【别名】苏方木、苏方。

【性味归经】甘、咸，平。归心、肝、脾经。

【功效】活血祛瘀，消肿止痛。

【应用】①跌打损伤，骨折筋伤，瘀滞肿痛。②经闭痛经，产后瘀阻，胸腹刺痛，痈疽肿痛。

【用法用量】煎服，3 ～ 9g。

【使用注意】月经过多和孕妇慎用。

★ 骨碎补 Gusuibu

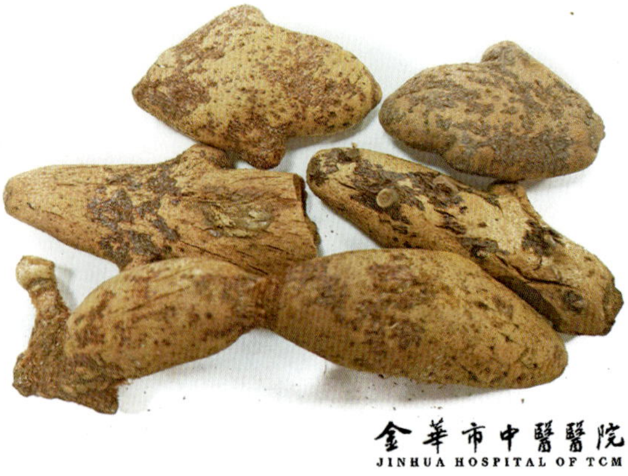

本品为水龙骨科植物槲蕨的根茎。以冬春两季采挖为主，除去叶及鳞片，洗净，润透，切片，干燥。生用或砂烫用。

【别名】崖姜、岩连姜、爬岩姜、肉碎补、石碎补、飞天鼠、牛飞龙、飞来风。

【性味归经】苦，温。归肝、肾经。

【功效】疗伤止痛，补肾强骨；外用消风祛斑。

【应用】①跌打损伤或创伤，筋骨损伤。②肾虚腰痛，筋骨痿软，耳鸣耳聋，牙齿松动。③外治斑秃、白癜风。

【用法用量】煎服，3～9g。外用适量，研末调敷或鲜品捣敷，亦可浸酒搽患处。

【使用注意】阴虚火旺、血虚风燥者慎用。大剂量煎服会引起中毒。

第四节　破血消癥药

★ 莪术 Ezhu

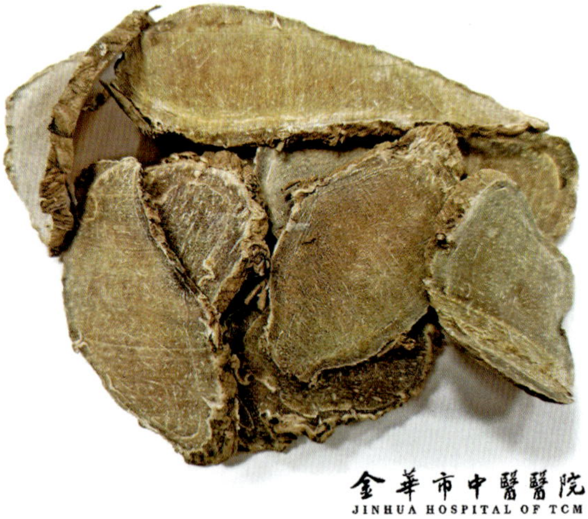

本品为姜科植物蓬莪术或温郁金、广西莪术的根茎。秋冬两季茎叶枯萎后采挖，除去地上部分、须根、鳞叶，洗净蒸或煮至透心，晒干，切片。生用或醋制用。

【别名】蓬莪茂、蓬药、蓬莪术、广茂、蓬术、青姜、羌七、广术、黑心姜、文术。

【性味归经】辛、苦，温。归肝、脾经。

【功效】破血行气，消积止痛。

【应用】①癥瘕痞块，瘀血经闭，胸痹心痛。②食积胀痛。

【用法用量】煎服，6～9g。醋制后可增强祛瘀止痛作用。

【使用注意】孕妇及月经过多者禁用。

【经验鉴别】内皮层环纹，散在筋脉点。

★ 三棱 Sanleng

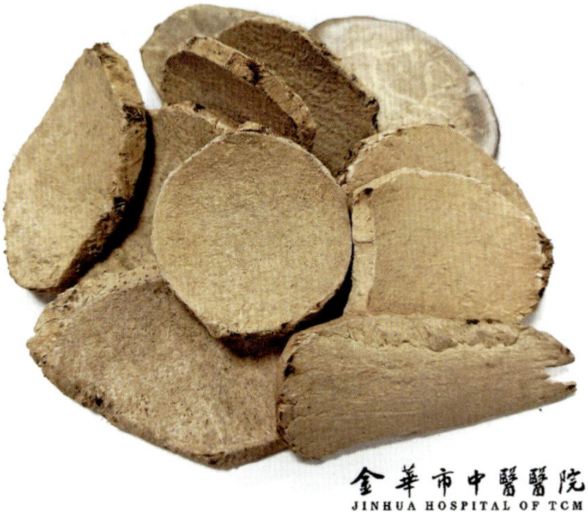

本品为黑三棱科植物黑三棱的块茎。冬季至次春挖取块茎，去掉茎叶、须根，洗净，削去外皮，晒干，切片。生用或醋炙后用。

【别名】荸根、京三棱、红蒲根、光三棱。

【性味归经】辛、苦，平。归肝、脾经。

【功效】破血行气，消积止痛。

【应用】所治病证与莪术基本相同，常相须为用。然三棱偏于破血，莪术偏于破气。

【用法用量】煎服，5 ～ 10g。醋制后可增强祛瘀止痛作用。

【使用注意】孕妇禁用；不宜与芒硝、玄明粉同用。

▲ 水蛭 Shuizhi

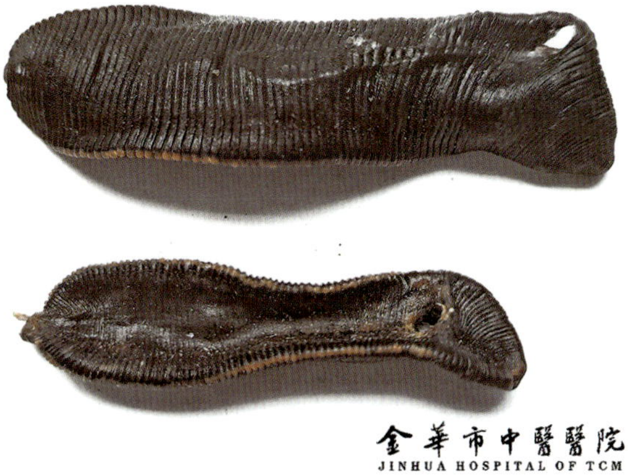

本品为水蛭科动物蚂蟥、水蛭及柳叶蚂蟥的干燥体。多属野生，夏秋季捕捉。捕捉后洗净，用沸水烫死，切段晒干或低温干燥。生用，或用滑石粉烫后用。

【别名】蛭蝚、至掌、蚑。

【性味归经】咸、苦，平；有小毒。归肝经。

【功效】破血通经，逐瘀消癥。

【应用】①血瘀经闭，癥瘕积聚。②跌打损伤，中风偏瘫。

【用法用量】煎服，1 ～ 3g。

【使用注意】孕妇及月经过多者禁用。

第十五章　化痰止咳平喘药

第一节　温化寒痰药

★ 半夏 Banxia

本品为天南星科植物半夏的块茎。夏秋两季茎叶茂盛时采挖，除去外皮及须根，晒干，为生半夏；一般用姜汁、明矾制过入药，为姜半夏；用甘草、石灰制过为法半夏。

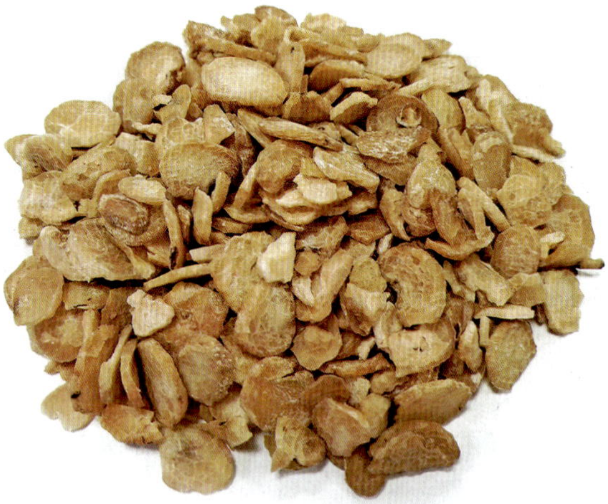

【别名】地文、水玉、三叶半夏、止叶老、三步跳。

【性味归经】辛，温；有毒。归脾、胃、肺经。

【功效】燥湿化痰，降逆止呕，消痞散结。

【应用】①湿痰寒痰证。②呕吐反胃。③胸脘痞闷，梅核气。④咳喘痰多，痰饮眩悸，风痰眩晕，痰厥头痛。⑤外治痈肿痰核。

【用法用量】煎服，3 ～ 9g，一般炮制后使用。外用适量，磨汁涂或研末以酒调敷患处。

炮制品中有姜半夏、法半夏等，其中姜半夏长于降逆止呕，法半夏长于燥湿且温性较弱，半夏曲则有化痰消食之功，竹沥半夏能清化热痰，主治热痰、风痰之证。外用适量。

【使用注意】不宜与川乌、制川乌、草乌、制草乌、附子同用。其性温燥，阴虚燥咳、血证、热痰、燥痰应慎用。误服生半夏中毒时，可给服姜汁、稀醋、浓茶或蛋白等。

★ 天南星 Tiannanxing

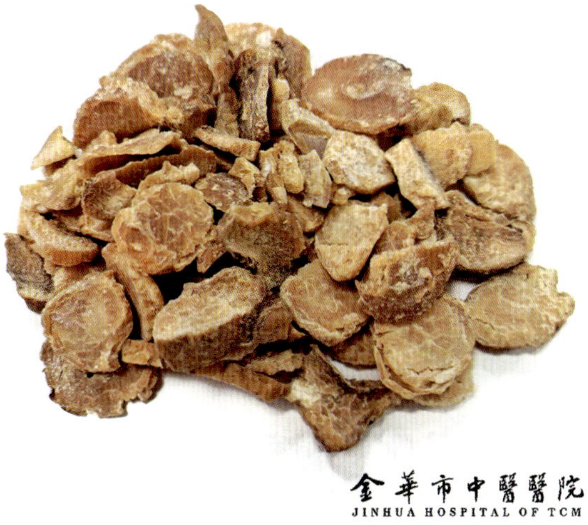

本品为天南星科植物天南星、异叶天南星或东北天南星的块茎。秋冬两季采挖，除去须根及外皮，晒干，即生南星；用姜汁、明矾制过用，为制南星。

【别名】南星、白南星、山苞米、蛇包谷、山棒子。

【性味归经】苦、辛，温；有毒。归肺、肝、脾经。

【功效】燥湿化痰，祛风止痉，散结消肿。

【应用】①顽痰咳嗽。②风痰眩晕，中风痰壅，口眼㖞斜，半身不遂，癫痫，惊风，破伤风。③外用治痈肿，蛇虫咬伤。

【用法用量】煎服制用，3～9g。外用生品适量，研末以醋或酒调敷患处。

【使用注意】孕妇慎用；生品内服宜慎。天南星对皮肤、黏膜均有强刺激性。

★ 旋覆花 Xuanfuhua

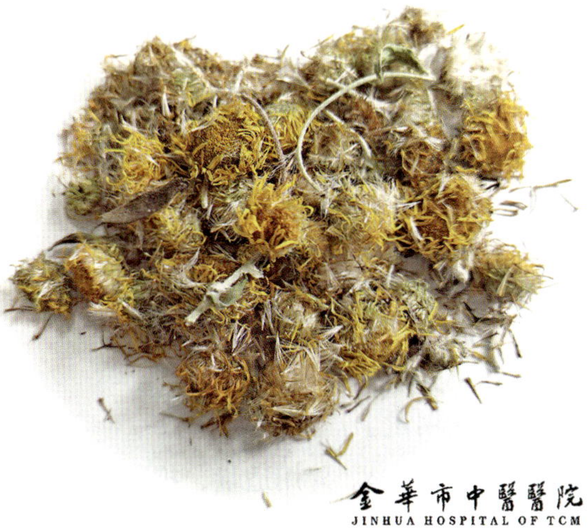

本品为菊科植物旋覆花或欧亚旋覆花的头状花序。夏秋两季花开时采收，除去杂质，阴干或晒干。生用或蜜炙用。

【别名】金钱花、满天星、六月菊。

【性味归经】苦、辛、咸，微温。归肺、脾、胃、大肠经。

【功效】降气，消痰，行水，止呕。

【应用】①风寒咳嗽，痰饮蓄结，胸膈痞满。②呕吐噫气，心下痞硬。

【用法用量】煎服，3～9g；包煎。

【使用注意】阴虚劳嗽、津伤燥咳者忌用。因本品有绒毛，易刺激咽喉作痒而致呛咳呕吐，故须布包入煎。

★ 川贝母 Chuanbeimu

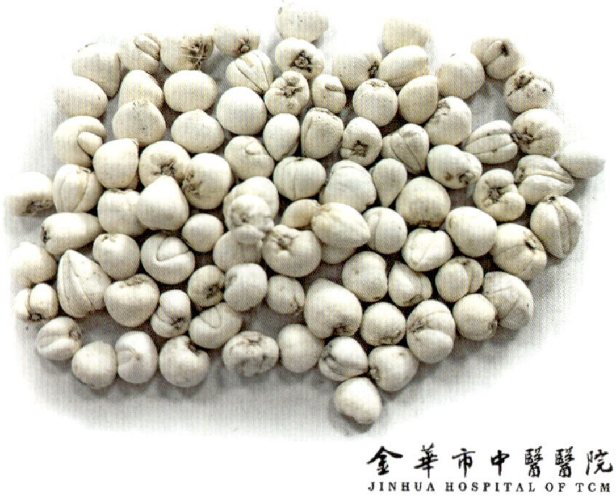

本品为百合科植物川贝母、暗紫贝母、甘肃贝母、梭砂贝母、太白贝母或瓦布贝母的鳞茎。夏秋两季采挖，除去须根，粗皮，晒干。生用。

【别名】贝母、川贝、岷贝、雪山被。

【性味归经】苦、甘，微寒。归肺、心经。

【功效】清热润肺，化痰止咳，散结消痈。

【应用】①肺热燥咳，干咳少痰，阴虚劳嗽，痰中带血。②瘰疬，乳痈，肺痈。

【用法用量】煎服，3～10g；研粉冲服，1 次 1～2g。

【使用注意】不宜与乌头类药同用。脾胃虚寒及有湿痰者不宜用。

【经验鉴别】怀中抱月。

★ 瓜蒌 Gualou

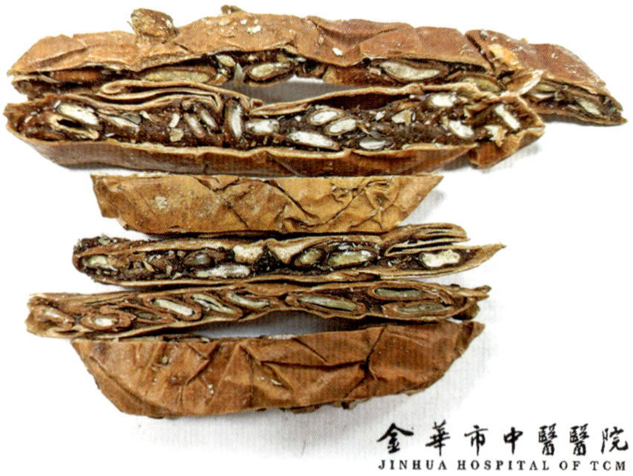

本品为葫芦科植物栝楼和双边栝楼的成熟果实。秋季采收，将壳与种子分别干燥。生用或以仁制霜用。

【别名】天撤、山金匏、药瓜皮。

【性味归经】甘、微苦，寒。归肺、胃、大肠经。

【功效】清热涤痰，宽胸散结，润肠通便。

【应用】①痰热咳喘。②胸痹心痛，结胸痞满。③肺痈，肠痈，乳痈。④肠燥便秘。

【用法用量】煎服，9～15g。

【使用注意】本品甘寒而滑，脾虚便溏者及寒痰、湿痰证忌用。不宜与乌头类药材同用。

【鉴别用药】本品入药又有全瓜蒌、瓜蒌皮、瓜蒌仁之分。瓜蒌皮之功重在清热化痰，宽胸理气；瓜蒌仁之功重在润燥化痰，润肠通便；全瓜蒌则兼有瓜蒌皮、瓜蒌仁之功效。

★ 竹茹 Zhuru

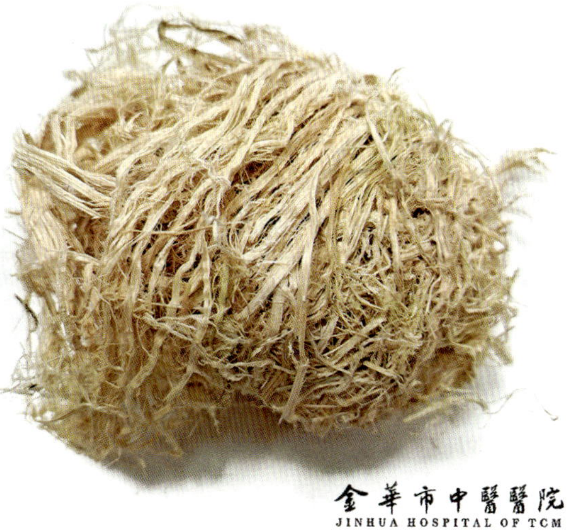

本品为禾本科植物青竿竹、大头典竹或淡竹的茎的中间层。全年均可采制，取新鲜茎，刮去外层青皮，然后将中间层刮成丝状，摊放阴干。生用、炒用或姜汁炙用。

【别名】竹皮、青竹茹。

【性味归经】甘，微寒。归肺、胃、心、胆经。

【功效】清热化痰，除烦止呕。

【应用】①肺热咳嗽，胆火夹痰，惊悸不宁，心烦失眠。②胃热呕吐，妊娠恶阻，胎动不安。③中风痰迷，舌强不语。

【用法用量】煎服，5 ～ 10g。生用清化痰热，姜汁炙用止呕。

★ 海藻 Haizao

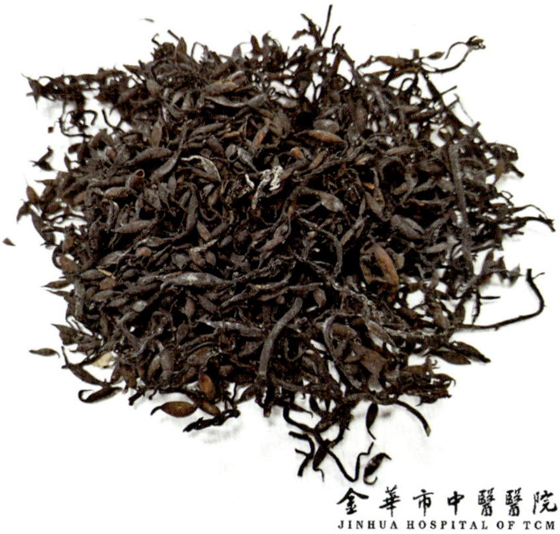

本品为马尾藻科植物海蒿子或羊栖菜的藻体。夏秋两季采捞，除去杂质，淡水洗净，切段。晒干用。

【别名】落首、海萝、藫、海藻菜、乌菜、海带花。

【性味归经】苦、咸，寒。归肝、胃、肾经。

【功效】消痰，软坚散结，利水消肿。

【应用】①瘿瘤瘰疬，睾丸肿痛。②痰饮水肿。

【用法用量】煎服，6 ～ 12g。

【使用注意】不宜与甘草同用。

★ 昆布 Kunbu

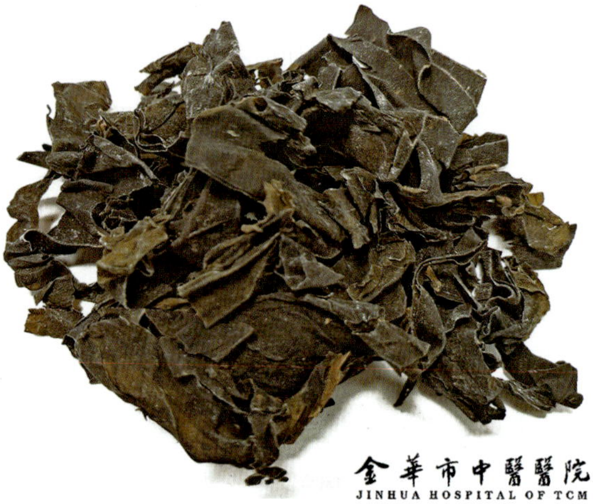

本品为海带科植物海带或翅藻科植物昆布的叶状体。夏秋两季采捞，除去杂质，漂净，切宽丝，晒干。

【别名】纶布、海昆布。

【性味归经】咸，寒。归肝、胃、肾经。

【功效】消痰，软坚散结，利水消肿。

【应用】①瘿瘤瘰疬，睾丸肿痛。②痰饮水肿。常与海藻相须而用。

【用法用量】煎服，6～12g。

★ 瓦楞子 Walengzi

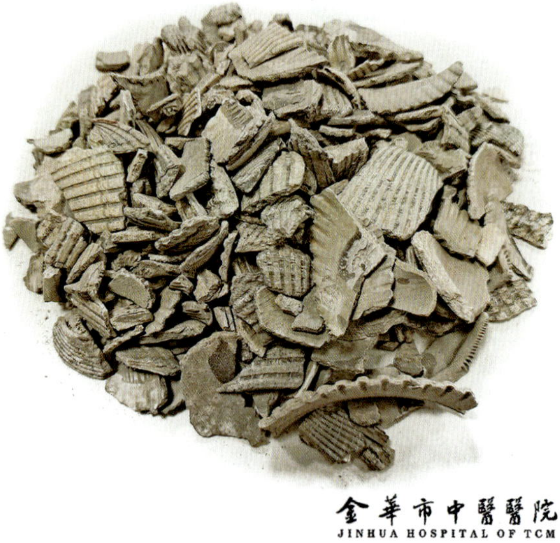

本品为蚶科动物毛蚶、泥蚶或魁蚶的贝壳。全年捕捞，洗净，置沸水中略煮，去肉，晒干。生用或煅用，用时打碎。

【别名】蚶子壳、毛蛤、瓦垅。

【性味归经】咸，平。归肺、胃、肝经。

【功效】消痰软坚，化瘀散结，制酸止痛。

【应用】①顽痰胶结，黏稠难咳。②瘿瘤瘰疬，癥瘕痞块，胃痛泛酸。本品煅用可制酸止痛，用于肝胃不和、胃痛吐酸者，可单用，也可配甘草同用。

【用法用量】煎服，9～15g，宜打碎先煎。

▲ 天竺黄 Tianzhuhuang

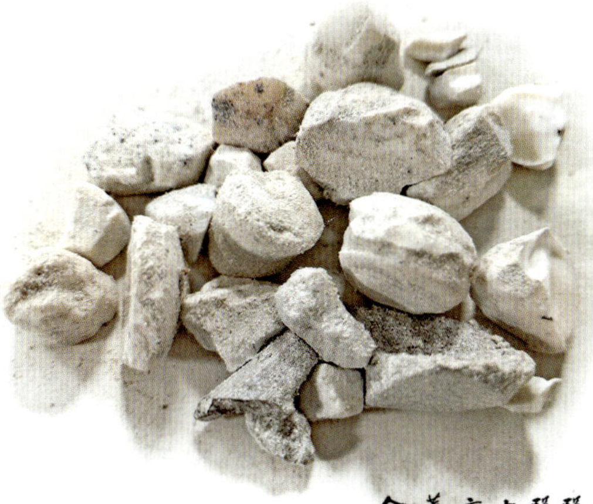

本品为禾本科植物青皮竹或华思劳竹等竿内分泌液干燥后的块状物。秋冬两季采收，砍破竹竿，取出。生用。

【别名】天竹黄、竹黄。

【性味归经】甘，寒。归心、肝经。

【功效】清热豁痰，凉心定惊。

【应用】①热病神昏，中风癫痫。②小儿痰热惊痫，抽搐，夜啼。

【用法用量】煎服，3～9g。

【鉴别用药】竹茹、竹沥、天竺黄均来源于竹，性寒，均可清热化痰，治痰热咳喘，竹沥、天竺黄又可定惊，用治热病或痰热而致的惊风、癫痫、中风昏迷、喉间痰鸣。天竺黄定惊之力尤胜，多用于小儿惊风、热病神昏；竹沥性寒滑利，清热涤痰力强，大人惊痫中风、肺热顽痰胶结难咳者多用；竹茹长于清心除烦，多用治痰热扰心的心烦、失眠。

第三节　止咳平喘药

★ 苦杏仁 Kuxingren

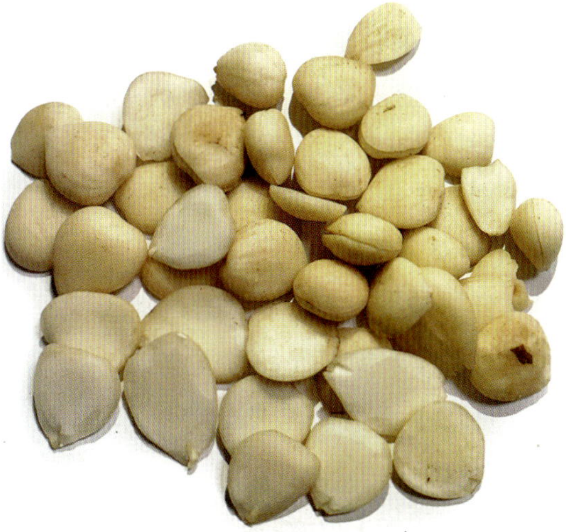

本品为蔷薇科植物山杏、西伯利亚杏、东北杏或杏的成熟种子。夏季采收成熟果实，除去果肉及核壳，晾干。生用或炒用。

【别名】杏仁。

【性味归经】苦，微温；有小毒。归肺、大肠经。

【功效】降气止咳平喘，润肠通便。

【应用】①咳嗽气喘。②肠燥便秘。③胸满痰多。

【用法用量】煎服，5～10g，生品

入煎剂后下。

【使用注意】内服不宜过量，以免中毒；大便溏泻者慎用；婴儿慎用。

【经验鉴别】“平分秋色”。

★ 百部 Baibu

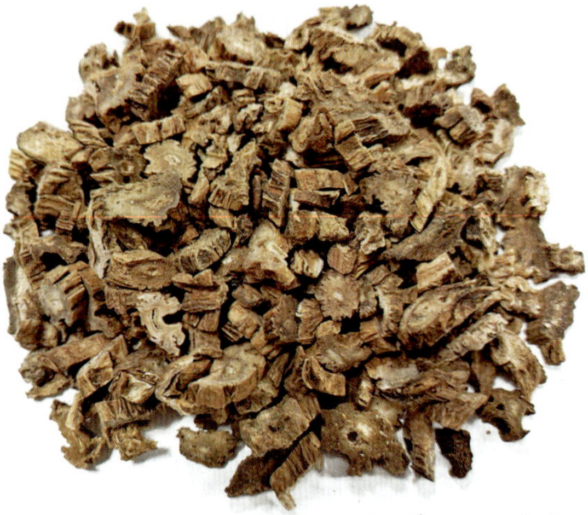

本品为百部科植物直立百部、蔓生百部或对叶百部的块根。春秋两季采挖，除去须根，洗净，置沸水中略烫或蒸至无白心，取出，晒干，切厚片。生用或蜜炙用。

【别名】百条根、百部草、闹虱药、药虱药。

【性味归经】甘、苦，微温。归肺经。

【功效】润肺下气止咳，杀虫灭虱。

【应用】①新久咳嗽，百日咳，肺痨咳嗽。②外用于头虱，体虱，蛲虫病，阴痒。

【用法用量】煎服，3～9g；外用适量，水煎或酒浸。久咳虚嗽宜蜜炙用。

★ 紫菀 Ziwan

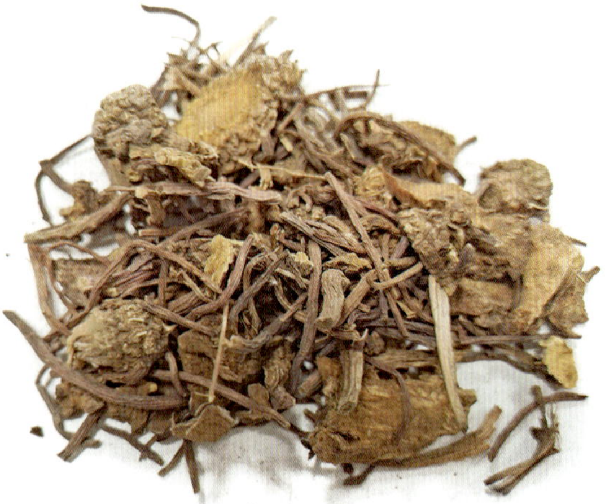

本品为菊科植物紫菀的根及根茎。春秋两季采挖，除去有节的根茎，编成辫状晒干，切厚片。生用或蜜炙用。

【别名】青菀、紫倩、小辫、返魂草、山白菜。

【性味归经】苦、辛，温。归肺经。

【功效】润肺下气，消痰止咳。

【应用】①痰多喘咳，新久咳嗽。②劳嗽咯血。

【用法用量】煎服，5～10g。外感暴咳生用，肺虚久咳蜜炙用。

【经验鉴别】根茎簇生呈辫状。

★ 款冬花 Kuandonghua

本品为菊科植物款冬的花蕾。12月或地冻前当花尚未出土时采挖，除去花梗，阴干。生用或蜜炙用。

【别名】冬花、款花、看灯花、艾冬花、九九花。

【性味归经】辛、微苦，温。归肺经。

【功效】润肺下气，止咳化痰。

【应用】新久咳嗽，喘咳痰多，劳嗽咯血。

【用法用量】煎服，5～10g。外感暴咳宜生用，内伤久咳宜炙用。

【经验鉴别】火炬头、连三朵。

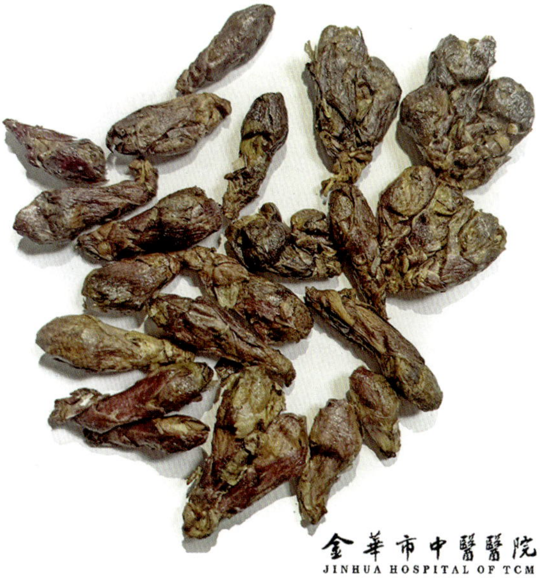

★ 枇杷叶 Pipaye

本品为蔷薇科植物枇杷的叶。全年均可采收，晒干，刷去毛，切丝。生用或蜜炙用。

【别名】巴叶、芦橘叶。

【性味归经】苦，微寒。归肺、胃经。

【功效】清肺止咳，降逆止呕。

【应用】①肺热咳嗽，气逆喘急。②胃热呕吐，哕逆。

【用法用量】煎服，6～10g。止咳宜炙用，止呕宜生用。

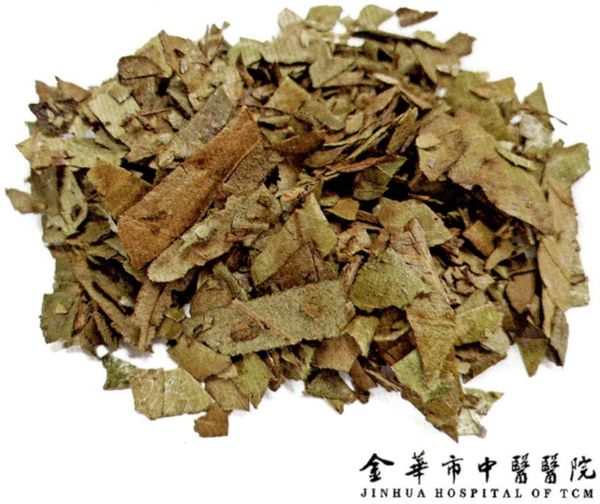

★ 桑白皮 Sangbaipi

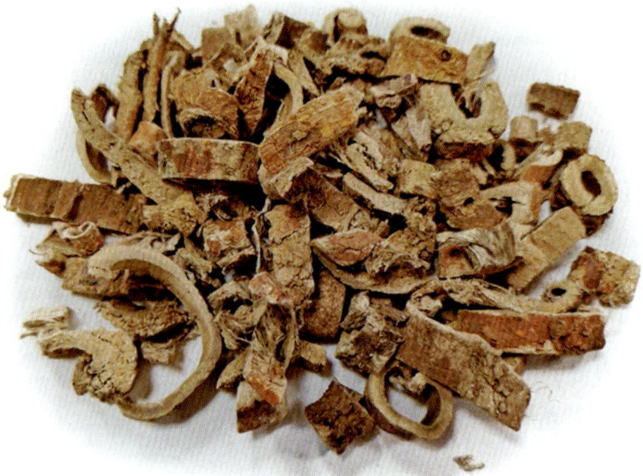

本品为桑科植物桑的根皮。秋末叶落时至次春发芽前挖根，刮去黄棕色粗皮，剥取根皮，晒干，切丝。生用或蜜炙用。

【别名】桑根白皮、白桑皮、桑皮、桑根皮。

【性味归经】甘，寒。归肺经。

【功效】泻肺平喘，利水消肿。

【应用】①肺热咳喘。②水肿胀满，尿少。③面目、肌肤浮肿。

【用法用量】煎服，6～12g。泻肺利水、平肝清火宜生用；肺虚咳嗽宜蜜炙用。

▲ 葶苈子 Tinglizi

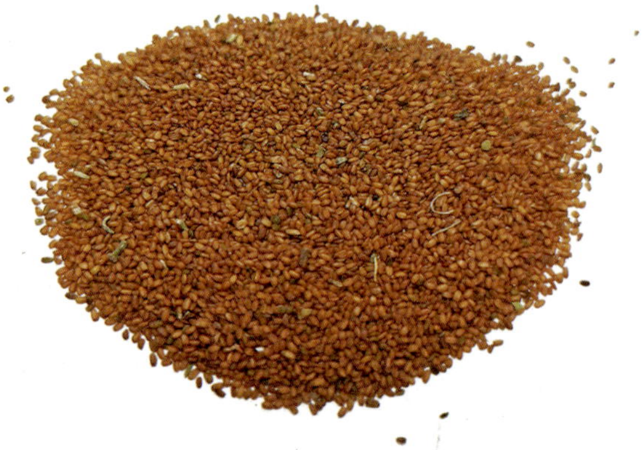

本品为十字花科植物独行菜或播娘蒿的成熟种子。夏季果实成熟时采割植株，晒干，搓出种子，除去杂质。生用或炒用。

【别名】丁历、大适、大室。

【性味归经】苦、辛，大寒。归肺、膀胱经。

【功效】泻肺平喘，利水消肿。

【应用】①痰涎壅盛，喘息不得平卧。②水肿，悬饮，胸腹积水，小便不利。

【用法用量】煎服，3～10g，包煎。

【鉴别用药】桑白皮与葶苈子均能泻肺平喘，利水消肿，治疗肺热及肺中水气，痰饮咳喘以及水肿，常相须为用。桑白皮甘寒，药性较缓，长于清肺热，降肺火，多用于肺热咳喘，痰黄及皮肤水肿；葶苈子力峻，重在泻肺中水气、痰涎，对邪盛喘满不得卧者尤宜，其利水力量也强，可兼治鼓胀、胸腹积水之症。

第十六章　安神药

第一节　重镇安神药

★ 朱砂 Zhusha

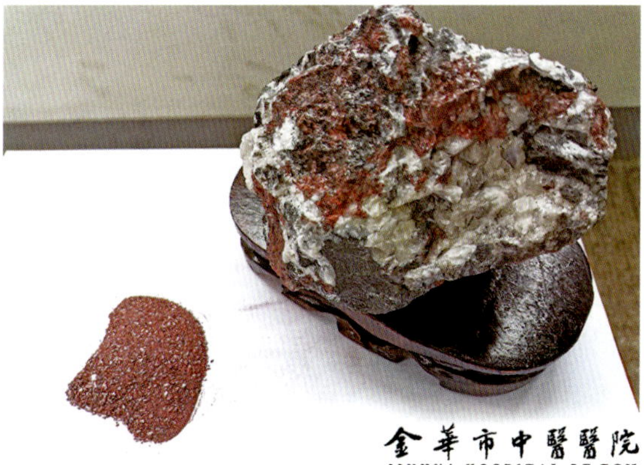

本品为硫化物类矿物辰砂族辰砂，主含硫化汞（HgS）。采挖后，选取纯净者，用磁铁吸净含铁的杂质，再用水淘去杂石和泥沙，照水飞法研成极细粉末，晾干或40℃以下干燥。

【别名】丹砂、辰砂。

【性味归经】甘，微寒；有毒。归心经。

【功效】清心镇惊，安神，明目，解毒。

【应用】①心神不宁，心悸，失眠。②小儿惊风，癫痫发狂。③疮疡肿毒，咽喉肿痛，口舌生疮。

【用法用量】内服，只宜入丸、散服，每次0.1～0.5g；不宜入煎剂。外用适量。

【使用注意】本品有毒，内服不可过量或持续服用，孕妇及肝功能不全者禁服。入药只宜生用，忌火煅。

★ 磁石 Cishi

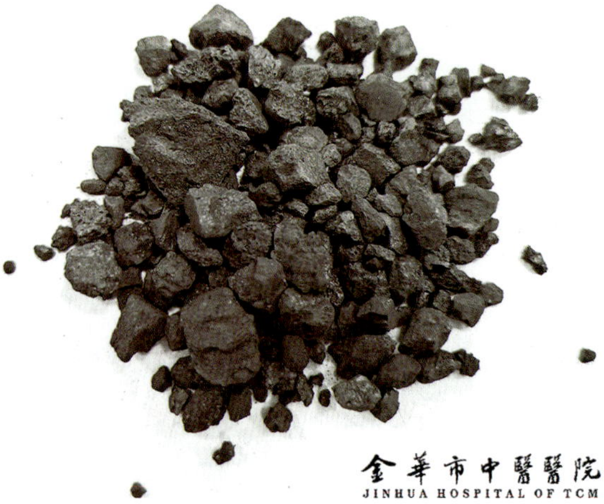

本品为氧化物类矿物尖晶石族磁铁矿的矿石。采挖后除去杂石，选择吸铁能力强者（习称“灵磁石”或“活磁石”）入药。生用或取净磁石，照煅淬法煅至红透，醋淬，碾成粗粉用。

【别名】吸铁石、灵磁石、磁铁石。

【性味归经】咸，寒。归心、肝、肾经。

【功效】镇惊安神，平肝潜阳，聪耳明目，纳气平喘。

【应用】①心神不宁，惊悸，失眠。②头晕目眩。③耳鸣耳聋，视物昏花。④肾虚气喘。

【用法用量】煎服，9～30g，先煎。

【使用注意】因吞服后不易消化，如入丸、散，不可多服，脾胃虚弱者慎用。

【鉴别用药】磁石、朱砂均为重镇安神常用药，两药质重性寒入心经，均能镇心安神。然磁石益肾阴，潜肝阳，主治肾虚肝旺、肝火扰心之心神不宁；朱砂镇心，清心，安神，善治心火亢盛之心神不安。

★ 龙骨 longgu

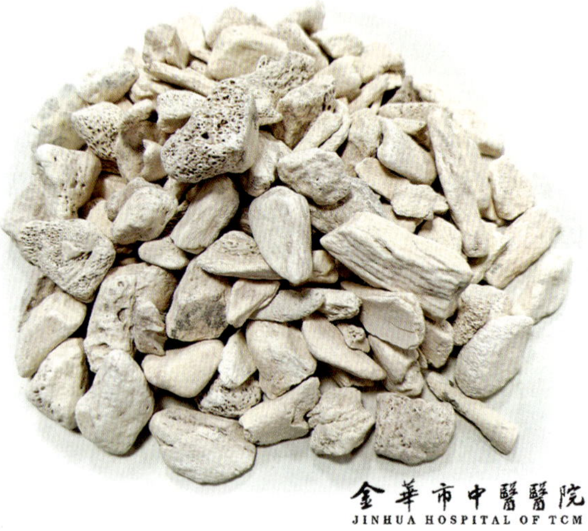

本品为古代大型哺乳类动物象类、三趾马类、犀类、鹿类、牛类等骨骼的化石。全年可采，挖出后，除去泥土及杂质，贮于干燥处。生用或煅用。

【性味归经】甘、涩，平。归心、肝、肾经。

【功效】镇惊安神，平肝潜阳，收敛固涩。

【应用】①心神不宁，心悸失眠，惊痫癫狂。②肝阳上亢，头晕目眩。③滑脱诸症。④湿疮痒疹，疮疡久溃不敛。

【用法用量】煎服，15～30g，宜先煎。外用适量。镇静安神、平肝潜阳多生用。

收敛固涩宜煅用。

【使用注意】湿热积滞者不宜使用。

第二节　养心安神药

★ 酸枣仁 Suanzaoren

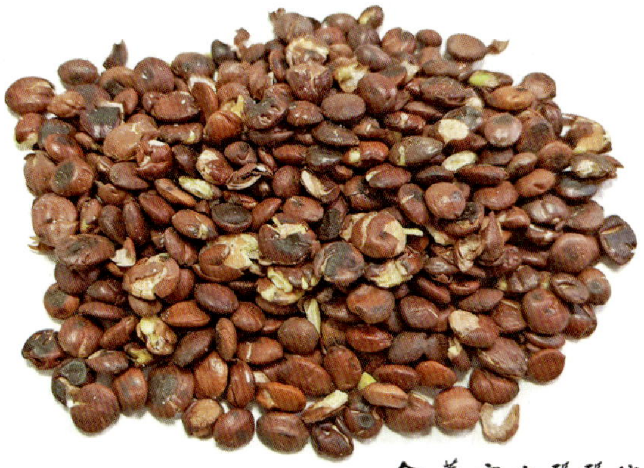

本品为鼠李科植物酸枣的干燥成熟种子。秋末冬初采收成熟果实，除去果肉及核壳，收集种子，晒干。生用或炒用，用时捣碎。

【别名】枣仁、酸枣核。

【性味归经】甘、酸，平。归心、肝、胆经。

【功效】养心补肝，宁心安神，敛汗生津。

【应用】①虚烦不眠，惊悸多梦。②体虚多汗。③津伤口渴。

【用法用量】煎服，10～15g。

【不良反应】煎服酸枣仁偶可发生过敏反应，可出现大片荨麻疹、全身皮肤瘙痒，也有表现为恶寒发热、关节疼痛等症者。

★ 首乌藤 Shouwuteng

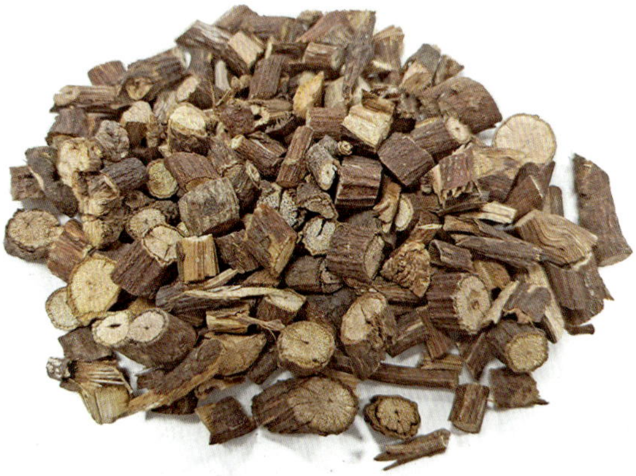

本品为蓼科植物何首乌的干燥藤茎。秋冬两季采割，除去残叶，捆成把，干燥，切段。生用。

【别名】夜交藤、棋藤。

【性味归经】甘，平。归心、肝经。

【功效】养血安神，祛风通络。

【应用】①心神不宁，失眠多梦。②血虚身痛，风湿痹痛。③皮肤痒疹。

【用法用量】煎服，9～15g。外用适量，煎水洗患处。

★ 合欢皮 Hehuanpi

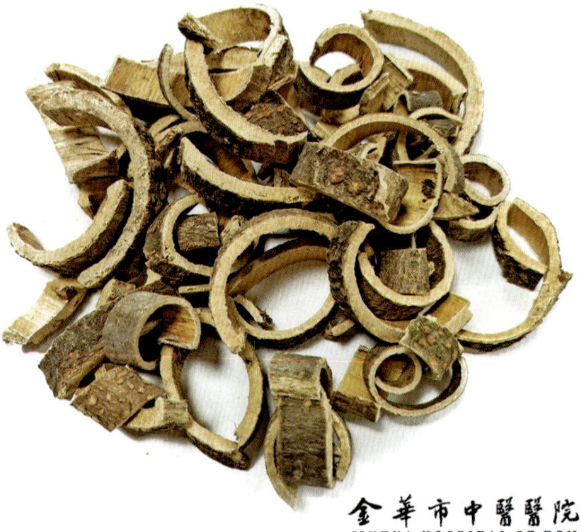

本品为豆科植物合欢的干燥树皮。夏秋两季剥取树皮，晒干，切段。生用。

【别名】合昏皮、夜合皮、合欢木皮。

【性味归经】甘，平。归心、肝、肺经。

【功效】解郁安神，活血消肿。

【应用】①心神不宁，忧郁失眠。②跌打骨折，血瘀肿痛。③肺痈，疮痈肿毒。

【用法用量】煎服，6 ～ 12g。外用适量，研末调敷。

【使用注意】孕妇慎用。

★ 远志 Yuanzhi

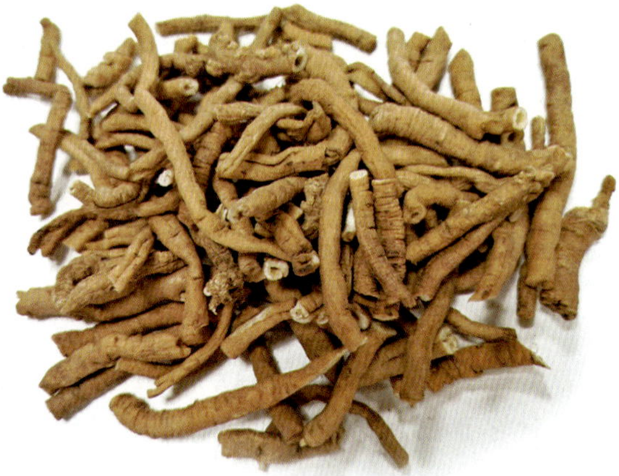

本品为远志科植物远志或卵叶远志的干燥根。春季出苗前或秋季地上部分枯萎后挖取根部，除去须根及泥沙，晒干。生用或炙用。

【别名】葽绕、蕀蒬、棘菀、细草、小鸡腿。

【性味归经】苦、辛，温。归心、肾、肺经。

【功效】安神益智，交通心肾，祛痰，消肿。

【应用】①失眠多梦，心悸怔忡，健忘。②咳嗽痰多，咳痰不爽。④痈疽疮毒，乳房肿痛。

【用法用量】煎服，3 ～ 10g。

【使用注意】有胃溃疡或胃炎者慎用。

【经验鉴别】抽心，中空。

★ 柏子仁 Baiziren

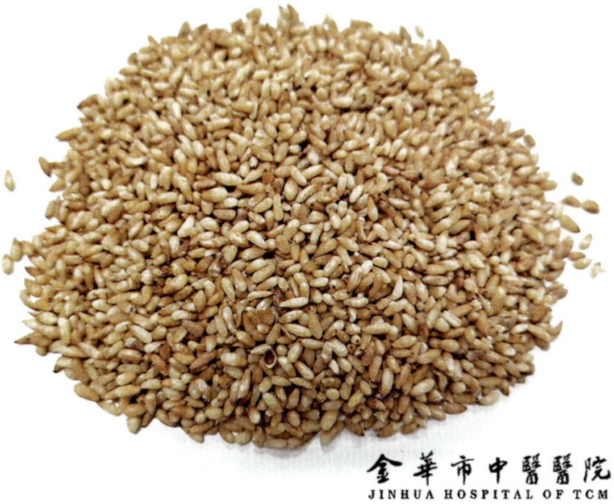

本品为柏科植物侧柏的种仁。冬初种子成熟时采收，晒干，压碎种皮，簸净，阴干。生用。

【别名】柏实、柏子、柏仁、侧柏子。

【性味归经】甘，平。归心、肾、大肠经。

【功效】养心安神，润肠通便，止汗。

【应用】①阴血不足，虚烦失眠，心悸怔忡。②肠燥便秘。③阴虚盗汗。

【用法用量】煎服，3 ～ 10g。

【使用注意】便溏及多痰者慎用。

★ 灵芝 Lingzhi

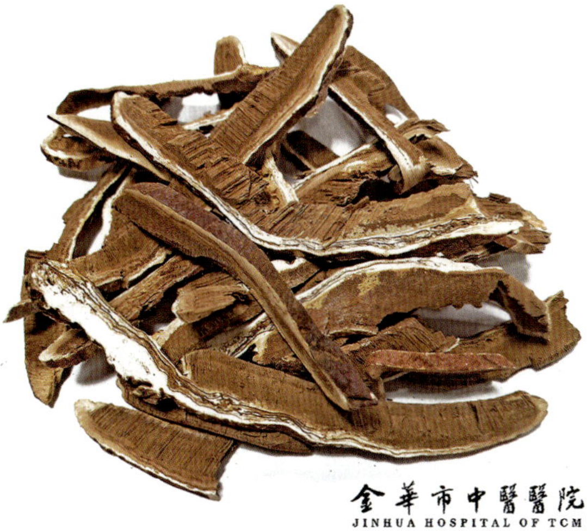

本品为多孔菌科真菌赤芝或紫芝的干燥子实体。全年可采收，除去杂质，剪除附有朽木、泥沙或培养基的下端菌柄，阴干或于 40 ～ 50℃烘干。

【别名】三秀、灵芝草、木灵芝、菌灵芝。

【性味归经】甘，平。归心、肺、肝、肾经。

【功效】补气安神，止咳平喘。

【应用】①心神不宁，失眠，心悸。②肺虚咳喘，虚劳短气，不思饮食。

【用法用量】煎服，6 ～ 12g。

第十七章　平肝息风药

第一节　平抑肝阳药

★ 石决明 Shijueming

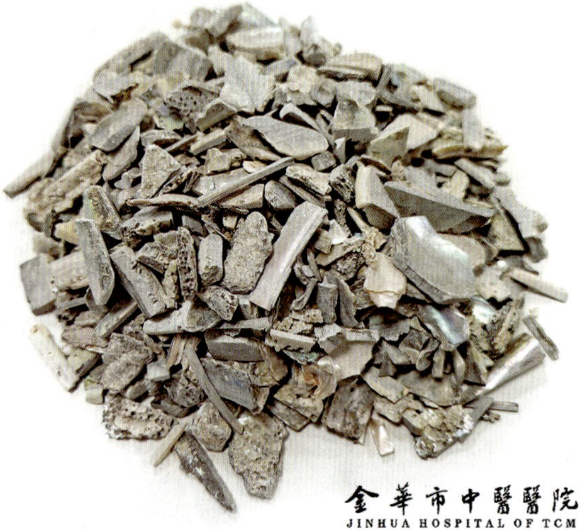

本品为鲍科动物杂色鲍、皱纹盘鲍、羊鲍、澳洲鲍、耳鲍或白鲍的贝壳。夏秋两季捕捉，去肉，洗净，干燥。生用或煅用，用时打碎。

【别名】鳆鱼甲、千里光、鲍鱼壳、九孔石决明、鲍鱼皮、金蛤蜊皮。

【性味归经】咸，寒。归肝经。

【功效】平肝潜阳，清肝明目。

【应用】①肝阳上亢，头晕目眩。②目赤翳障，视物昏花。

【用法用量】煎服，6～20g，先煎。平肝、清肝宜生用，外用点眼宜煅用、水飞。

【使用注意】本品咸寒，易伤脾胃，故脾胃虚寒、食少便溏者慎用。

★ 珍珠母 Zhenzhumu

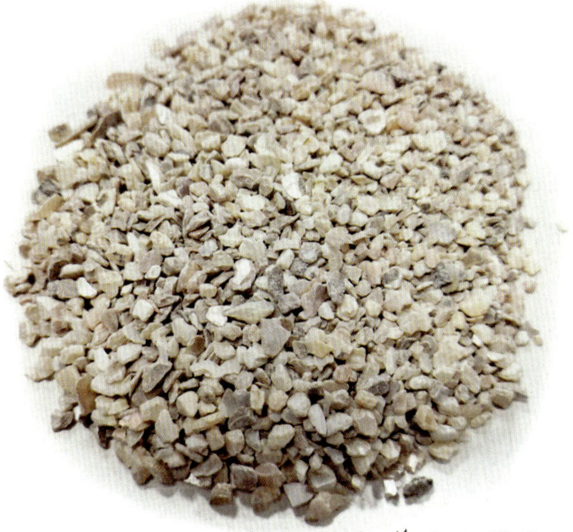

本品为蚌科动物三角帆蚌、褶纹冠蚌或珍珠贝科动物马氏珍珠贝的贝壳。全年可采，去肉，洗净，干燥。生用或煅用，用时打碎。

【别名】珠牡、珠母，明珠母。

【性味归经】咸，寒。归肝、心经。

【功效】平肝潜阳，安神定惊，明目退翳。

【应用】①肝阳上亢，头晕目眩。②惊悸失眠，心神不宁。③目赤翳障，视物昏花。

【用法用量】煎服，10 ～ 25g，先煎。

【使用注意】本品属性寒镇降之品，故脾胃虚寒者、孕妇慎用。

★ 牡蛎 Muli

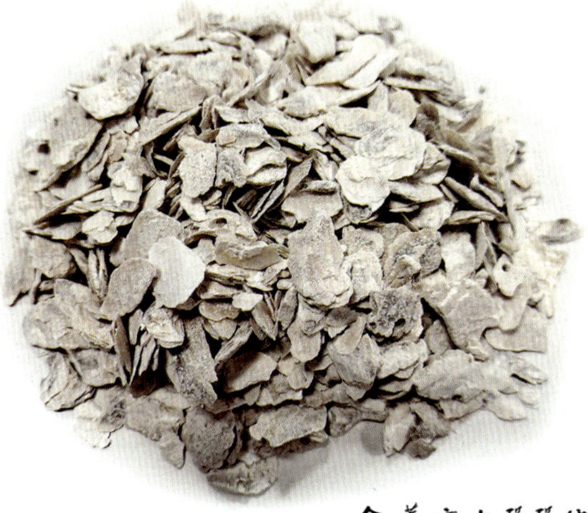

本品为牡蛎科动物长牡蛎、大连湾牡蛎或近江牡蛎的贝壳。全年均可采收，采得后去肉，取壳，洗净，晒干。生用或煅用，用时打碎。

【别名】蛎蛤、古贲、左顾牡蛎、牡蛤。

【性味归经】咸，微寒。归肝、胆、肾经。

【功效】重镇安神，潜阳补阴，软坚散结。

【应用】①惊悸失眠，眩晕耳鸣。②瘰疬痰核，癥瘕痞块。煅牡蛎收敛固涩，制酸止痛。用于自汗盗汗，遗精滑精，崩漏带下，胃痛吞酸。

【用法用量】煎服，9 ～ 30g，先煎。收敛固涩、制酸止痛煅用，其他宜生用。

★ 紫贝齿 Zibeichi

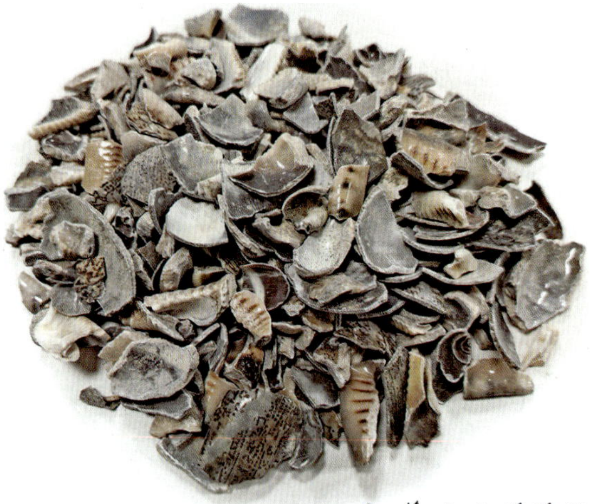

本品为宝贝科动物蛇首眼球贝、山猫宝贝或绶贝等的贝壳。5～7月间捕捉，除去贝肉，洗净，晒干。生用或煅用，用时打碎或研成细粉。

【别名】文贝、砑螺、紫贝子、南蛇牙齿、狗支螺、紫贝齿、紫贝止、贝齿、海巴。

【性味归经】咸，平。归肝经。

【功效】平肝潜阳，镇惊安神，清肝明目。

【应用】①肝阳上亢，头晕目眩。②惊悸失眠。③目赤翳障，目昏眼花。

【用法用量】煎服，10～15g，先煎；或研末入丸、散剂。

【使用注意】脾胃虚弱者慎用。

▲ 赭石 Zheshi

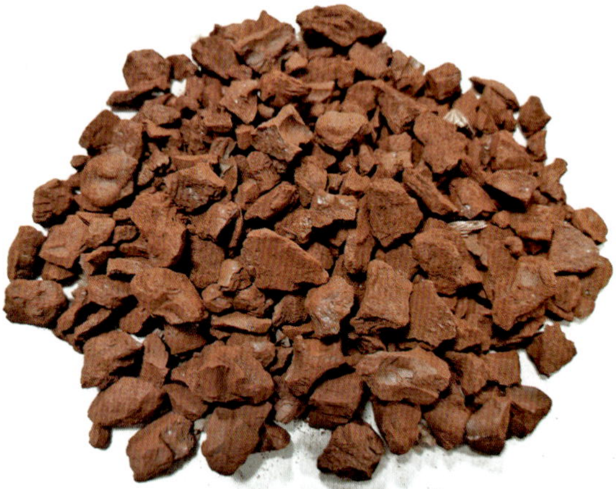

本品为氧化物类矿物刚玉族赤铁矿的矿石，主含三氧化二铁（Fe_2O_3）。开采后，除去杂石、泥土，打碎。生用或醋淬研粉用。

【别名】须丸、赤土、丁头代赭、血师、紫朱、代赭石、土朱、铁朱。

【性味归经】苦，寒。归肝、心、肺、胃经。

【功效】平肝潜阳，重镇降逆，凉血止血。

【应用】①肝阳上亢，眩晕耳鸣。②呕吐，呃逆，噫气。③气逆喘息。④血热吐衄，崩漏下血。

【用法用量】煎服，9～30g，先煎。降逆平喘、平肝潜阳宜生用，止血宜煅用。

【使用注意】孕妇慎用。因含微量砷，故不宜长期服用。

▲ 蒺藜 Jili

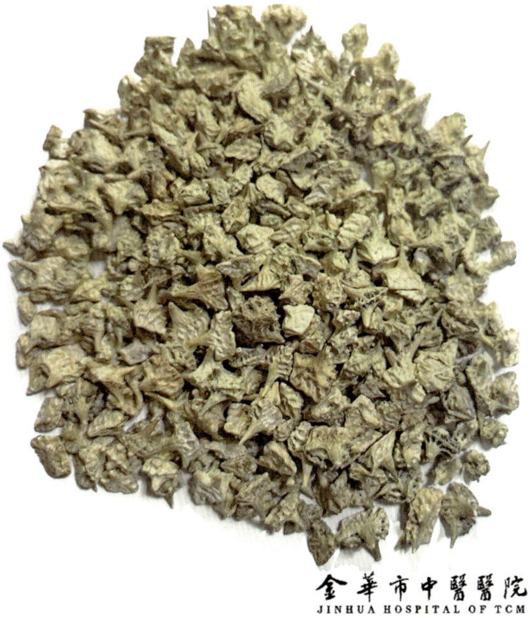

本品为蒺藜科植物蒺藜的果实。秋季果实成熟时采收，割下全株，晒干，打下果实，碾去硬刺，除去杂质。炒黄或盐炙用。

【别名】茨、刺蒺藜、蒺藜子、旁通、屈人、止行、豺羽、升推、即藜、白蒺藜、休羽。

【性味归经】辛、苦，微温；有小毒。归肝经。

【功效】平肝解郁，活血祛风，明目，止痒。

【应用】①头痛眩晕。②胸胁胀痛，乳闭乳痈。③目赤翳障，风疹瘙痒。

【用法用量】煎服，6 ～ 10g。

【使用注意】孕妇慎用。

【经验鉴别】前后各一对刺。

▲ 罗布麻叶 Luobumaye

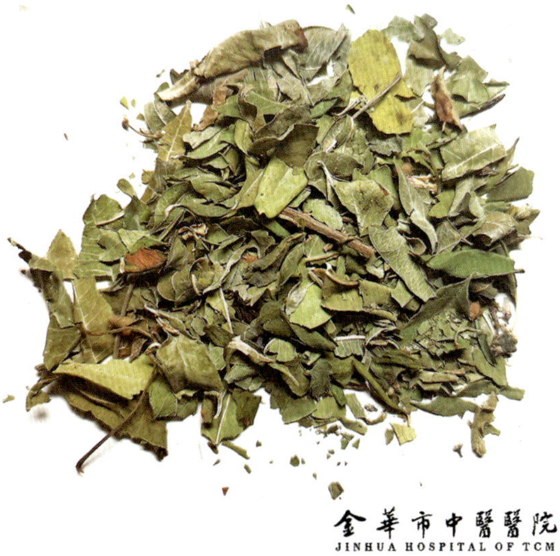

本品为夹竹桃科植物罗布麻的干燥叶。夏季采收，晒干或阴干，亦有蒸炒揉制后用者。除去杂质，干燥，切段用。

【别名】茶叶花、泽漆麻、野茶叶、红根草。

【性味归经】甘、苦，凉。归肝经。

【功效】平肝安神，清热利水。

【应用】①肝阳眩晕。②心悸失眠，浮肿尿少。

【用法用量】煎服，6 ～ 12g。

【使用注意】不宜过量或长期服用，以免中毒。

【不良反应】罗布麻叶制剂内服可出现恶心、呕吐、腹泻、上腹不适，也可出现心动过缓和期前收缩。吸罗布麻纸烟时可出现头晕、呛咳、恶心、失眠等。

【性味归经】甘，平。归肝经。

【功效】息风止痉，平抑肝阳，祛风通络。

【应用】①小儿惊风，癫痫抽搐，破伤风。②眩晕，头痛。③肢体麻木，手足不遂，风湿痹痛。

【用法用量】煎服，3 ～ 10g。

【使用注意】天麻及天麻制剂偶有过敏性反应及中毒的发生。

【经验鉴别】“鹦哥嘴”“肚脐眼”“红小辫”。

★ 地龙 Dilong

本品为钜蚓科动物参环毛蚓、通俗环毛蚓、威廉环毛蚓或栉盲环毛蚓的干燥体。广地龙春季至秋季捕捉，沪地龙夏秋捕捉，及时剖开腹部，除去内脏及泥沙，洗净，晒干或低温干燥。生用或鲜用。

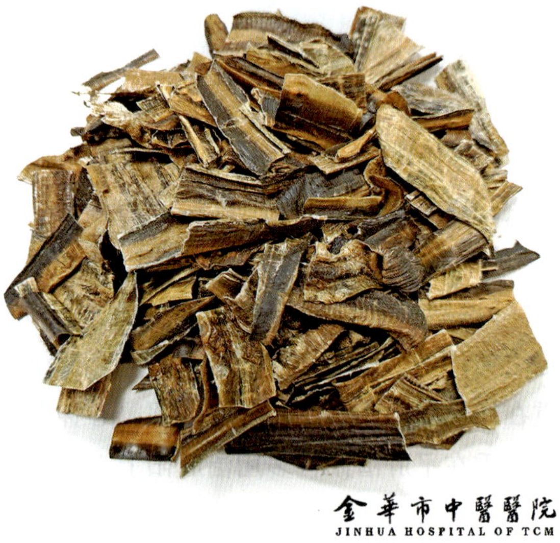

【别名】蚯蚓、蛐蟮、曲虫、土蟺、赤虫、土龙。

【性味归经】咸，寒。归肝、脾、膀胱经。

【功效】清热定惊，通络，平喘，利尿。

【应用】①高热惊痫，惊痫抽搐。②半身不遂。③关节痹痛，肢体麻木。④肺热喘咳。⑤水肿尿少。

【用法用量】煎服，5 ～ 10g。

★ 全蝎 Quanxie

本品为钳蝎料动物东亚钳蝎的干燥体。清明至谷雨前后捕捉者，称为“春蝎”，此时未食泥土，品质较佳；夏季产量较多，称为“伏蝎”。饲养蝎一般在秋季，隔年收捕1次。野生蝎在春末至秋初捕捉，捕得后，先浸入清水中，待其吐出泥土，置沸水或沸盐水中，煮至全身僵硬，捞出，置通风处，阴干。

【别名】虿、蛬、杜伯、主簿虫、虿尾虫、全虫、茯背虫、蝎子。

【性味归经】辛，平；有毒。归肝经。

【功效】息风镇痉，通络止痛，攻毒散结。

【应用】①肝风内动，痉挛抽搐。②小儿惊风，破伤风。③中风口㖞，半身不遂。④风湿顽痹，偏正头痛。⑤疮疡瘰疬。

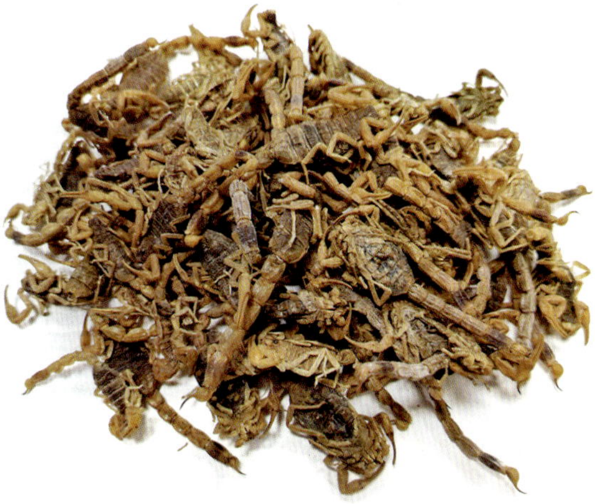

【用法用量】煎服，3 ～ 6g。外用适量。

【使用注意】本品有毒，用量不宜过大。孕妇禁用。

★ 僵蚕 Jiangcan

本品为蚕蛾科昆虫家蚕、4 ～ 5 龄的幼虫感染（或人工接种）白僵菌而致死的干燥体。多于春秋两季生产，将感染白僵菌病死的蚕干燥。生用或炒用。

【别名】白僵蚕、僵虫、天虫。

【性味归经】咸、辛，平。归肝、肺、胃经。

【功效】息风止痉，祛风止痛，化痰散结。

【应用】①肝风夹痰，惊痫抽搐。②小儿急惊，破伤风。③中风口㖞。④风热头痛，目赤咽痛，风疹瘙痒。⑤发颐痄腮。

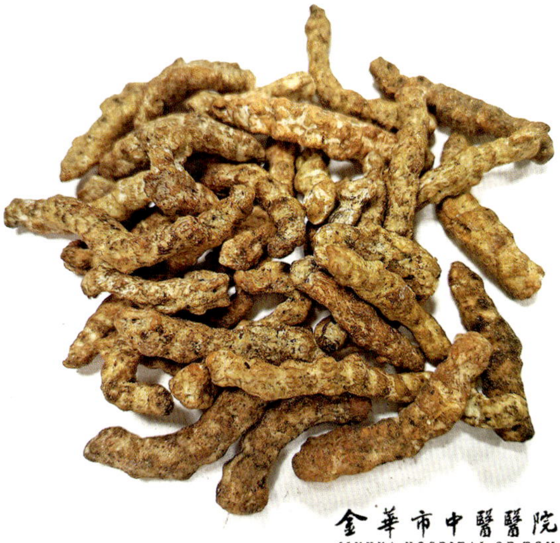

【用法用量】煎服，5 ～ 10g。散风热宜生用，其他多制用。

【经验鉴别】八对足、镜面胶。

第十九章　补虚药

第一节　补气药

★ 太子参 Taizishen

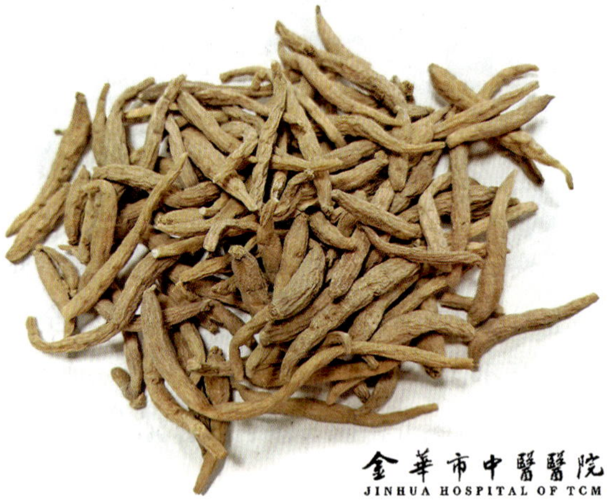

本品为石竹科植物孩儿参的干燥块根。夏季茎叶大部分枯萎时采挖，除去须根，置沸水中略烫后晒干或直接晒干。生用。

【别名】孩儿参、童参、双批七、四叶参、米参。

【性味归经】甘、微苦，平。归脾、肺经。

【功效】益气健脾，生津润肺。

【应用】脾虚体倦，食欲不振，病后虚弱，气阴不足，自汗口渴，肺燥干咳。

【用法用量】煎服，9 ～ 30g。

★ 黄芪 Huangqi

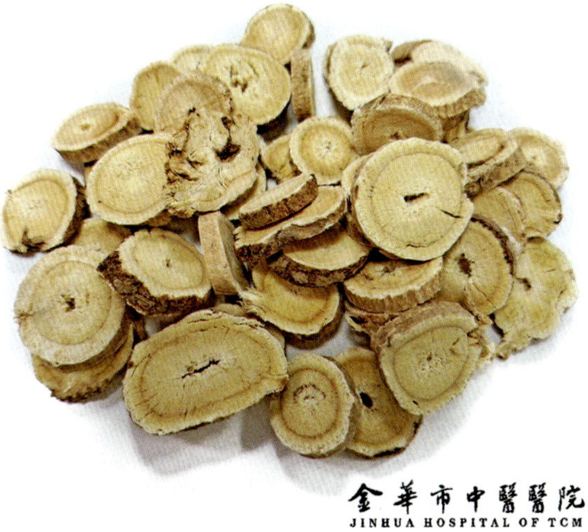

本品为豆科植物蒙古黄芪或膜荚黄芪的根。春秋两季采挖，除去须根及根头，晒干，切片。生用或蜜炙用。

【别名】棉芪、黄耆、独椹、蜀脂、百本、百药棉、黄参、血参、人衔等。

【性味归经】甘，微温。归脾、肺经。

【功效】补气升阳，固表止汗，利水消肿，生津养血，行滞通痹，托毒排脓，敛疮生肌。

【应用】①气虚乏力，食少便溏，中气下陷，久泻脱肛，便血崩漏。②表虚自汗，气虚水肿。③内热消渴，血虚萎黄。④半身不遂，痹痛麻木。⑤痈疽难溃，久溃不敛。

【用法用量】煎服，9～30g。蜜炙可增强补中益气作用。

【经验鉴别】菊花心、豆腥味。

★ 白术 Baizhu

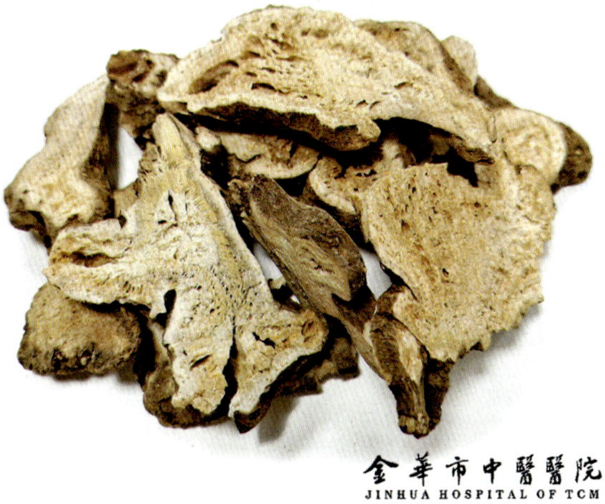

本品为菊科植物白术的根茎。冬季采收，烘干或晒干，除去须根，切厚片。生用或土炒、麸炒用。

【别名】桴蓟、於术、冬白术、浙术、杨桴、吴术、片术等。

【性味归经】甘、苦，温。归脾、胃经。

【功效】健脾益气，燥湿利水，止汗，安胎。

【应用】①脾虚食少，腹胀泄泻，痰饮眩悸。②水肿，自汗。③脾虚胎动不安。

【用法用量】煎服，6～12g。炒用可增强补气健脾止泻作用。

【使用注意】本品性偏温燥，热病伤津及阴虚燥渴者不宜。

★ 山药 Shanyao

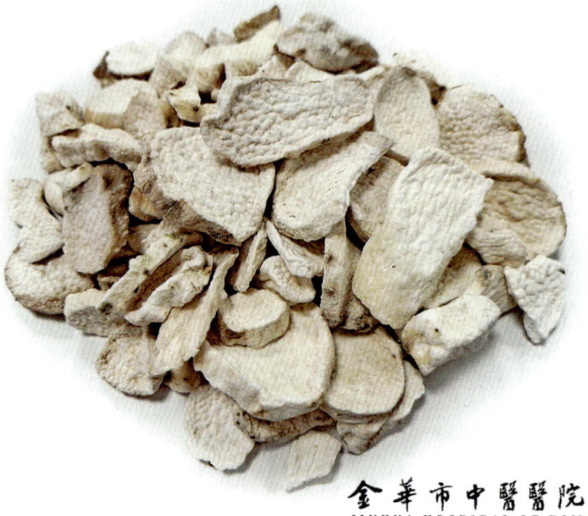

本品为薯蓣科植物薯蓣的干燥根茎。冬季茎叶枯萎后采挖，洗净，除去外皮和须根，干燥，习称“毛山药片”；或除去外皮，趁鲜切厚片，干燥，称为“山药片”；也有选择肥大顺直的干燥山药，置清水中，浸至无干心，闷透，切齐两端，用木板搓成圆柱状，晒干，打光，习称“光山药”。

【别名】淮山药、薯蓣、薯药等。

【性味归经】甘，平。归脾、肺、肾经。

【功效】补脾养胃，生津益肺，补肾涩精。

【应用】①脾虚食少，久泻不止。②肺虚喘咳。③肾虚遗精，带下尿频。④虚热消渴。

【用法用量】煎服，15～30g。麸炒可增强补脾止泻作用。

★ 甘草 Gancao

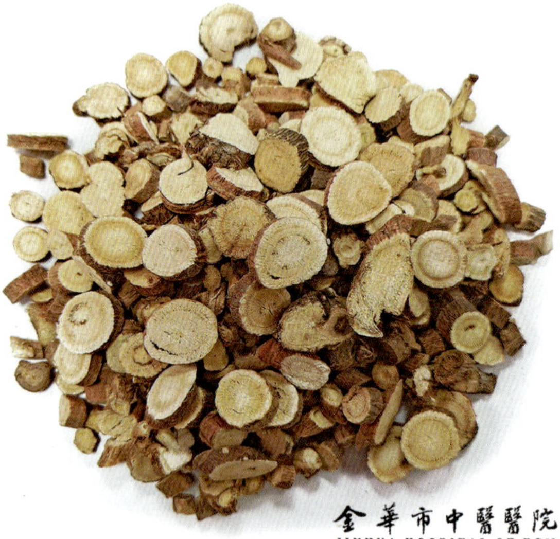

本品为豆科植物甘草、胀果甘草或光果甘草的根及根茎。春秋采挖，以秋采者为佳，除去须根，晒干，要切厚片。生用或蜜炙用。

【别名】国老、甜草、乌拉尔甘草、甜根子。

【性味归经】甘，平。归心、肺、脾、胃经。

【功效】补脾益气，祛痰止咳，缓急止痛，清热解毒，调和诸药。

【应用】①脾胃虚弱，倦怠乏力，心悸气短。②咳嗽痰多，脘腹、四肢挛急疼痛。③痈肿疮毒。④缓解药物毒性、烈性。

【用法用量】煎服，2～10g。生用性微寒，可清热解毒；蜜炙药性微温，并可增强补益心脾之气和润肺止咳作用。

【使用注意】不宜与海藻、京大戟、红大戟、甘遂、芫花同用。本品有助湿壅气之弊，湿盛胀满、水肿者不宜用。大剂量久服可导致水钠潴留，引起浮肿。

★ 人参 Renshen

本品为五加科植物人参的根。以吉林抚松县产量最大，质量最好，称吉林参。野生者名“山参”；栽培者称“园参”，一般栽培 6 ～ 7 年后收获。鲜参洗净后干燥者称“生晒参”；蒸制后干燥者称“红参”；加工断下的细根称“参须”。山参经晒干称“生晒山参”。切片或粉碎用。

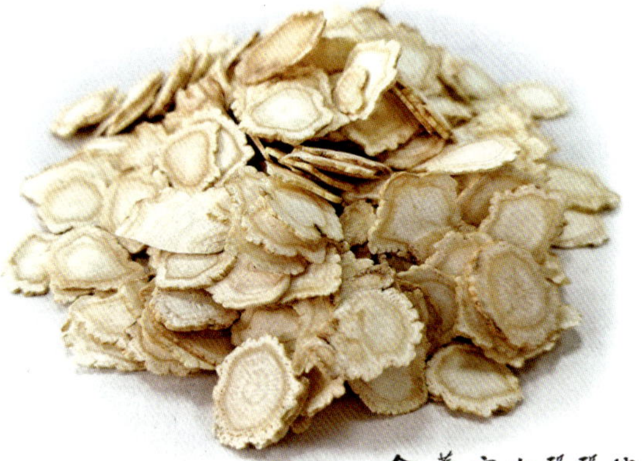

【别名】圆参、黄参、棒槌、人衔、鬼盖、神草、土精、地精、海腴、人葠。

【性味归经】甘、微苦，微温。归肺、脾、心、肾经。

【功效】大补元气，复脉固脱，补脾益肺，生津养血，安神益智。

【应用】①体虚欲脱，肢冷脉微。②脾虚食少，肺虚喘咳。③热病气虚、津伤口渴及消渴证。④气血亏虚，久病虚羸。⑤惊悸失眠，阳痿宫冷。

【用法用量】煎服，3 ～ 9g。宜文火另煎分次兑服。野山参研末吞服，每次 2g，日服两次。

【使用注意】不宜与藜芦、五灵脂同用。

【不良反应】长期服人参或人参制剂可出现腹泻、皮疹、失眠、神经过敏、血压升高、忧郁、性欲亢进（或性功能减退）、头痛、心悸等不良反应。出血是人参急性中毒的特征。临床还有人参蛤蚧精口服液致剥脱性皮炎、人参蜂王浆致急性肾炎血尿加重等报道。

【经验鉴别】五形六体。

★ 西洋参 Xiyangshen

本品为五加科植物西洋参的根。秋季采挖生长 3～6 年的根，切片。生用。

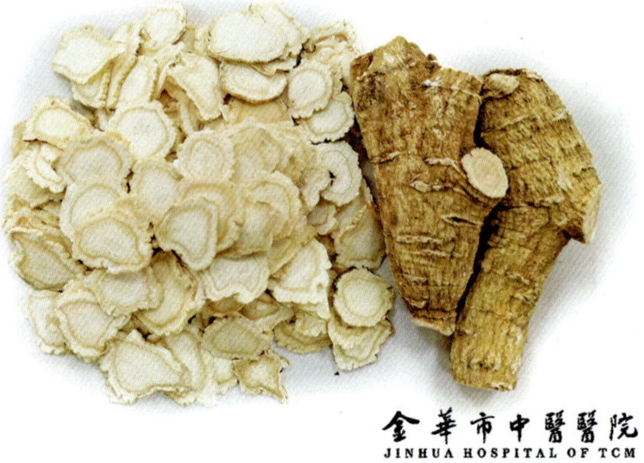

【别名】花旗参、洋参、西洋人参。

【性味归经】甘、微苦，凉。归肺、心、肾经。

【功效】补气养阴，清热生津。

【应用】①气虚阴亏，虚热烦倦。②咳喘痰血。③内热消渴，口燥咽干。

【用法用量】3～6g，另煎，兑服。

【使用注意】不宜与藜芦同用。

【经验鉴别】横面皮孔。

★ 党参 Dangshen

本品为桔梗科植物党参、素花党参或川党参的根。秋季采挖洗净，晒干，切厚片。生用。

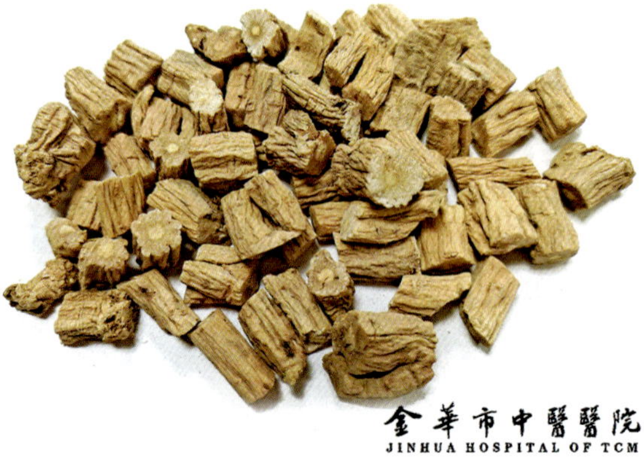

【别名】防风党参、黄参、防党参、上党参、狮头参、中灵草、黄党。

【性味归经】甘，平。归脾、肺经。

【功效】健脾肺气，养血生津。

【应用】①脾肺气虚，食少倦怠，咳嗽虚喘。②气血不足，面色萎黄，心悸气短。③津伤口渴，内热消渴。人参长于益气助阳，安神增智，党参则类似作用不明显。党参兼有补血之功。

【用法用量】煎服，9～30g。

【使用注意】不宜与藜芦同用。

【经验鉴别】狮子盘头。

★ 白扁豆 Baibiandou

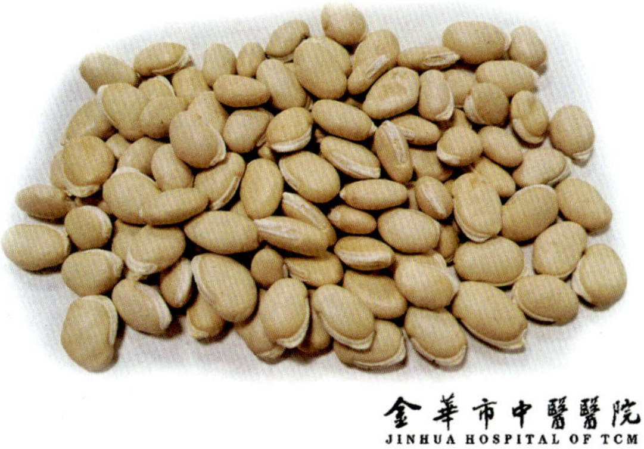

本品为豆科植物扁豆的成熟种子。秋季果实成熟时采取，晒干。生用或炒用。

【别名】藊豆、白藊豆、南扁豆。

【性味归经】甘，微温。归脾、胃经。

【功效】健脾化湿，和中消暑。

【应用】①脾胃虚弱，食欲不振，大便溏泄，白带过多。②暑湿吐泻，胸闷腹胀。

【用法用量】煎服，9～15g。炒后可使健脾止泻作用增强，故用于健脾止泻及作散剂服用时宜炒用。

★ 大枣 Dazao

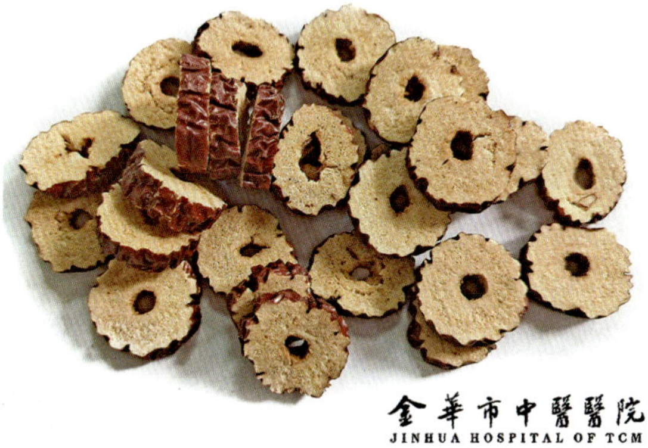

本品为鼠李科植物枣的成熟果实。秋季果实成熟时采收，晒干。生用。

【别名】干枣、枣、枣子。

【性味归经】甘，温。归脾、胃、心经。

【功效】补中益气，养血安神。

【应用】①脾虚食少，乏力便溏。②妇人脏躁。

【用法用量】劈破煎服，6～15g。

★ 绞股蓝 Jiaogulan

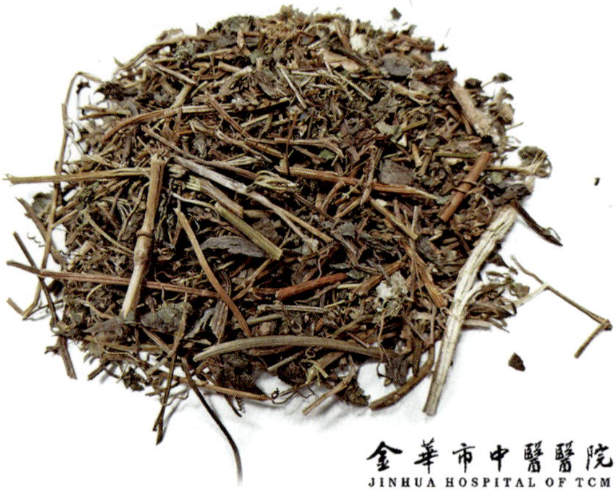

本品为葫芦科植物绞股蓝的干燥地上部分。秋季采收，洗净，晒干，切段。生用。

【别名】七叶胆、五叶参、七叶参、小苦药等。

【性味归经】甘、苦，寒。归脾、肺经。

【功效】益气健脾，化痰止咳，清热解毒。

【应用】①脾虚证。②肺虚咳嗽证。

【用法用量】煎服，10～20g；亦可泡服。

▲ 红景天 Hongjingtian

本品为景天科植物红景天或大花红景天的根茎。秋季采挖，洗净，晒干，切段。生用。

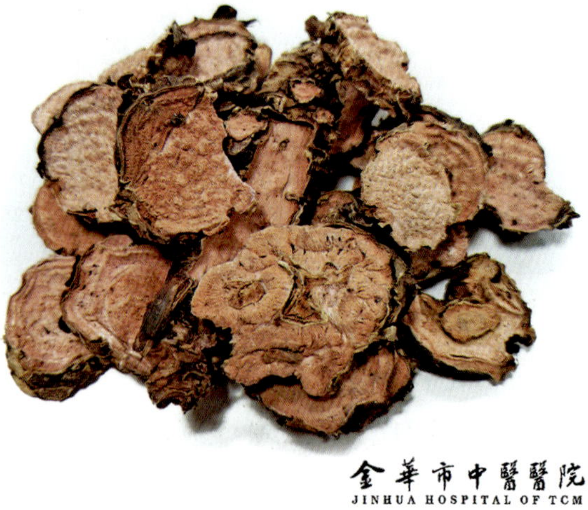

【别名】蔷薇红景天、扫罗玛布尔（藏名）等。

【性味归经】甘、苦，平。归心、肺经。

【功效】益气活血，通脉平喘。

【应用】气虚血瘀，胸痹心痛，中风偏瘫，倦怠气喘。

【用法用量】煎服，3～6g。

第二节 补阳药

★ 杜仲 Duzhong

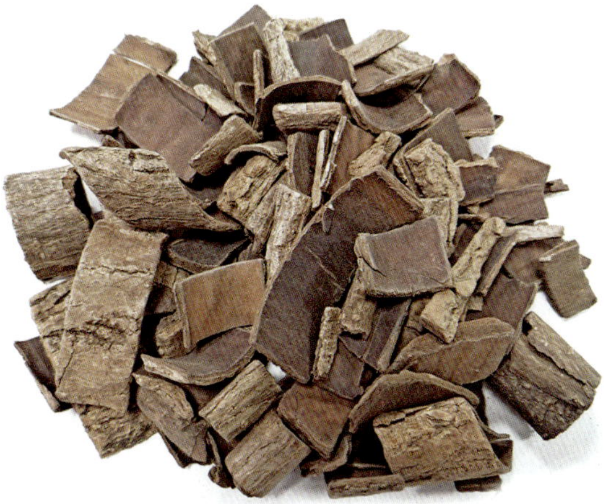

本品为杜仲科植物杜仲的树皮。4～6月采收，去粗皮堆置“发汗”至内皮呈紫褐色，晒干。生用或盐水炒用。

【别名】丝棉皮、丝楝树皮、杜仲、棉树皮、胶树。

【性味归经】甘，温。归肝、肾经。

【功效】补肝肾，强筋骨，安胎。

【应用】①肝肾不足，腰膝酸痛，筋骨无力，头晕目眩。②妊娠漏血，胎动不安。

【用法用量】煎服，6～10g。

【使用注意】炒用破坏其胶质有利于有效成分煎出，故比生用效果好。本品为温补之品，阴虚火旺者慎用。

【经验鉴别】藕断丝连。

★ 菟丝子 Tusizi

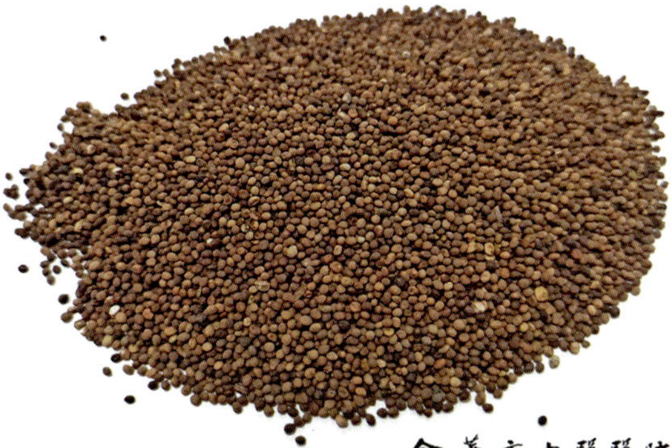

本品为旋花科植物菟丝子或大菟丝子的成熟种子。秋季果实成熟时割取地上部分，晒干，打下种子。生用，或煮熟捣烂做饼用。

【别名】禅真、豆寄生、豆阎王、黄丝、黄丝藤、金丝藤等。

【性味归经】辛、甘，平。归肾、肝、脾经。

【功效】补益肝肾，固精缩尿，安胎，明目，止泻。外用消风祛斑。

【应用】①肾虚腰痛，阳痿遗精，尿频及宫冷不孕。②肝肾不足，目昏耳鸣。③脾肾阳虚，便溏泄泻。④肾虚胎动不安。⑤肾虚消渴。⑥白癜风。

【用法用量】煎服，6 ～ 12g。外用适量。

【使用注意】本品为平补之药，但偏补阳，阴虚火旺、大便燥结、小便短赤者不宜服。

【经验鉴别】遇水会吐丝。

★ 鹿茸 Lurong

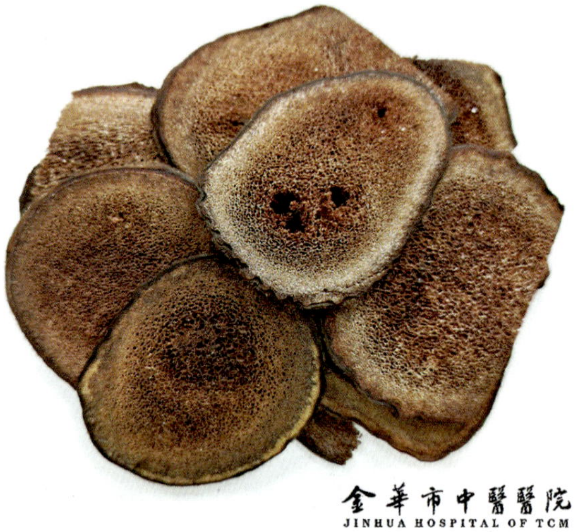

本品为脊椎动物鹿科梅花鹿或马鹿等雄鹿头上尚未骨化而带茸毛的幼角。夏秋两季雄鹿长出的新角尚未骨化时，将角锯下或用刀砍下，用时燎去毛，切片后阴干或烘干入药。

【别名】斑龙珠、毛角、九女春。

【性味归经】甘、咸，温。归肾、肝经。

【功效】壮肾阳，益精血，强筋骨，调冲任，托疮毒。

【应用】①肾阳虚衰，精血不足证。②肾虚骨弱，腰膝无力或小儿五迟。③妇女冲任虚寒，崩漏带下。④疮疡久溃不敛，阴疽疮肿内陷不起。

【用法用量】研末吞服，1 ～ 2g，或入丸、散。

【使用注意】服用本品宜从小量开始，缓缓增加，不可骤用大量，以免阳升风动，头晕目赤，或伤阴动血。凡发热者均当忌服。

★ 淫羊藿 Yinyanghuo

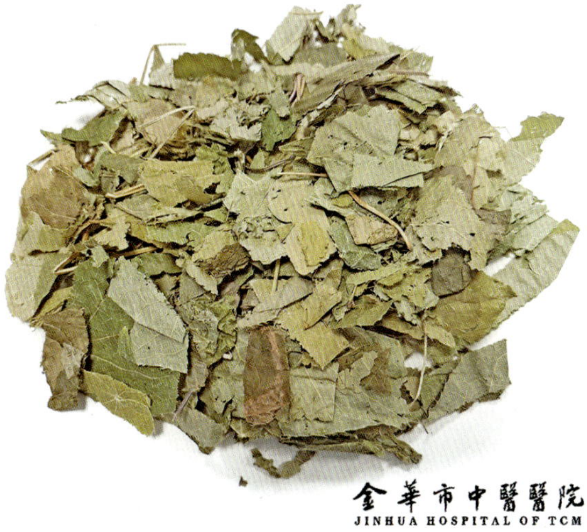

本品为小檗科植物淫羊藿和箭叶淫羊藿或柔毛淫羊藿等的全草。夏秋茎叶茂盛时采收，割取地上部分，晒干，切碎。生用或以羊脂油炙用。

【别名】短角淫羊藿、三枝九叶草、仙灵脾、牛角花、三叉风、羊角风、三角莲。

【性味归经】辛、甘，温。归肾、肝经。

【功效】补肾阳，强筋骨，祛风湿。

【应用】①肾阳虚衰，阳痿遗精，筋骨痿软。②风湿痹痛，麻木拘挛。

【用法用量】煎服，6 ～ 10g。

【使用注意】阴虚火旺者不宜服。

【经验鉴别】三枝九叶草。

★ 巴戟天 Bajitian

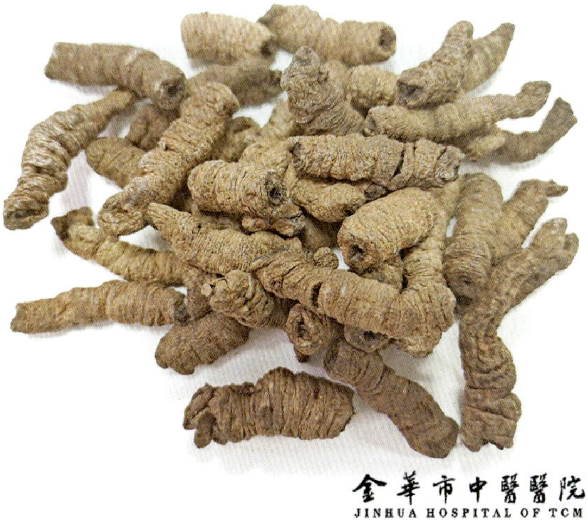

本品为茜草科植物巴戟天的根。全年均可采挖，去须根略晒，压扁晒干，用时润透或蒸过，除去木质心。切片或盐水炒用。

【别名】鸡肠风、鸡眼藤、黑藤钻、兔仔肠、三角藤、糠藤。

【性味归经】辛、甘，微温。归肾、肝经。

【功效】补肾阳，强筋骨，祛风湿。

【应用】①阳痿遗精，宫冷不孕。②月经不调，少腹冷痛。③风湿痹痛，筋骨痿软。

【用法用量】水煎服，3 ～ 10g。

【使用注意】阴虚火旺不宜服。

【经验鉴别】皮厚中空，具横裂纹。

★ 仙茅 Xianmao

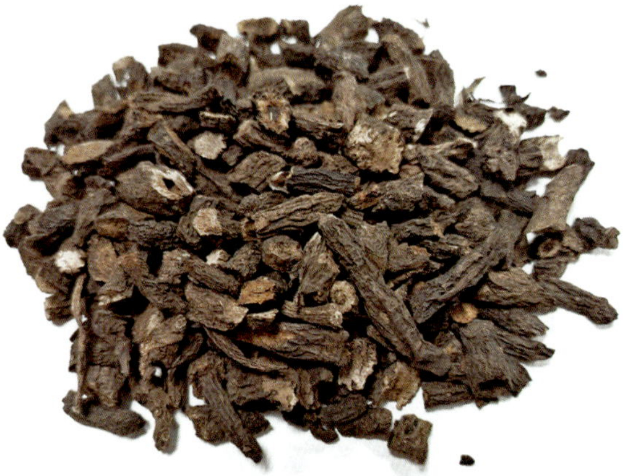

本品为石蒜科植物仙茅的根茎。春初发芽前及秋末地上部分枯萎时采挖，除去须根，晒干，防蛀。切片生用或经米泔水浸泡切片。

【别名】地棕、独茅、山党参、仙茅参、海南参。

【性味归经】辛，热；有毒。归肾、肝、脾经。

【功效】补肾阳，强筋骨，祛寒湿。

【应用】①肾阳不足、命门火衰之阳痿精冷、小便频数。②腰膝冷痛，筋骨痿软无力。

【用法用量】煎服，3～10g。或酒浸服，亦入丸、散。

【使用注意】阴虚火旺者忌服。燥烈有毒，不宜久服。

★ 续断 Xuduan

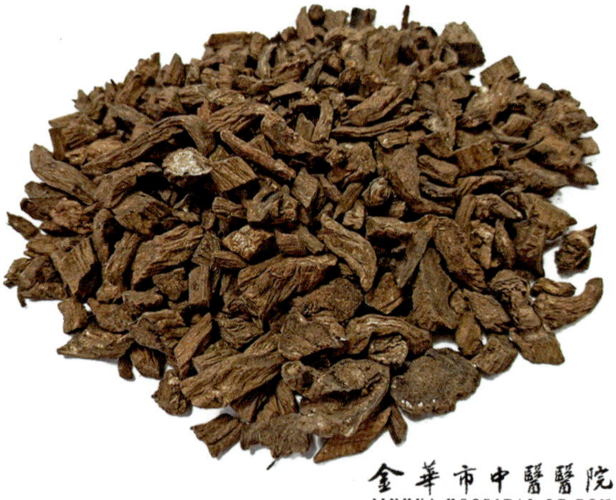

本品为川续断科植物川续断的干燥根。秋季采挖，除去根头及须根，用微火烘至半干堆置“发汗”后再烘干，切片用。

【别名】和尚头。

【性味归经】苦、辛，微温。归肝、肾经。

【功效】补肝肾，强筋骨，续折伤，止崩漏。

【应用】①肝肾不足，腰膝酸软。②风湿痹痛。③崩漏，胎漏。④跌打损伤，筋伤骨折。

【用法用量】煎服，9～15g，或入丸、散。外用适量研末敷。崩漏下血宜炒用。

【使用注意】风湿热痹者忌服。

★ 肉苁蓉 Roucongrong

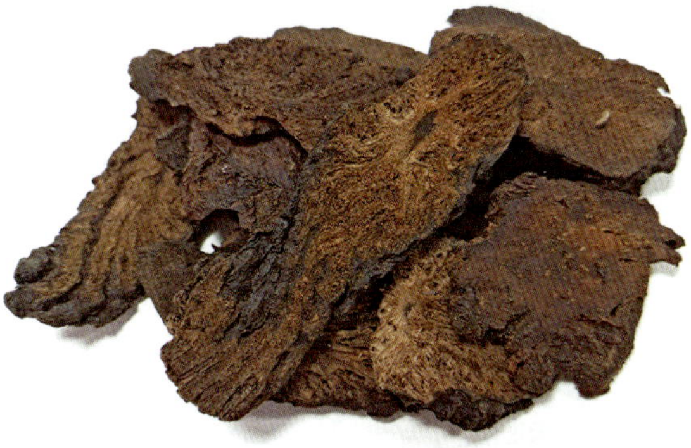

本品为列当科植物肉苁蓉的带鳞叶的肉质茎。春季苗未出土或刚出土时采挖，除去花序，切片。生用或酒制用。

【别名】肉松蓉、大芸、寸芸、地精、纵蓉、金笋。

【性味归经】甘、咸，温。归肾、大肠经。

【功效】补肾阳，益精血，润肠通便。

【应用】①肾阳亏虚，精血不足之阳痿早泄、宫冷不孕、腰膝酸痛、痿软无力。②肠燥津枯便秘。

【用法用量】煎服，6～10g。

【使用注意】本品能助阳、滑肠，故阴虚火旺及大便泄泻者不宜服。肠胃实热、大便秘结亦不宜服。

★ 补骨脂 Buguzhi

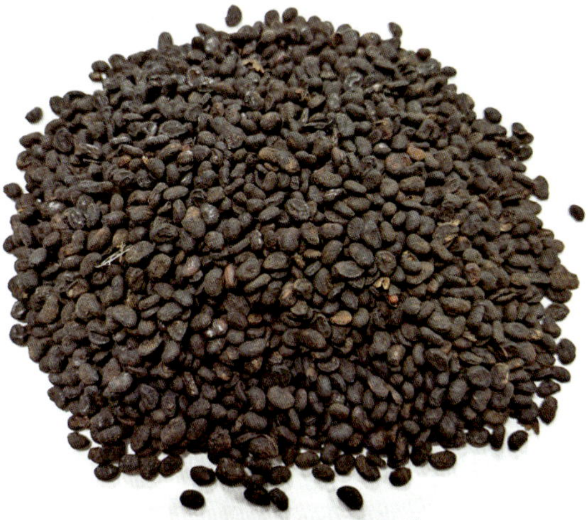

本品为豆科植物补骨脂的成熟果实。秋季果实成熟时采收，晒干。生用，炒或盐水炒用。

【别名】破故纸、婆固脂、胡韭子。

【性味归经】苦、辛，温。归肾、脾经。

【功效】温肾助阳，纳气平喘，温脾止泻。外用消风祛斑。

【应用】①肾虚阳痿，腰膝冷痛。②肾虚遗精、遗尿、尿频。③脾肾阳虚，五更泄泻。④肾不纳气，虚寒喘咳。⑤外用治白癜风、斑秃。

【用法用量】煎服，6～10g。

【使用注意】本品性质温燥，能伤阴助火，故阴虚火旺及大便秘结者忌服。

【鉴别用药】肾形。

★ 益智仁 Yizhiren

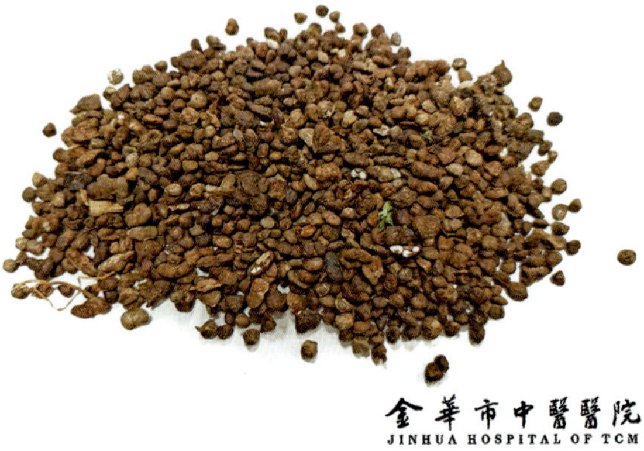

本品为姜科植物益智的成熟果实。夏秋季间果实由绿转红时采收，晒干，砂炒后去壳取仁。生用或盐水微炒用，用时捣碎。

【别名】摘艼子、益智子。

【性味归经】辛，温。归肾、脾经。

【功效】暖肾固精缩尿，温脾开胃摄唾。

【应用】①肾虚遗尿，小便频数，遗精白浊。②脾胃虚寒，腹痛吐泻，口涎自流。

【用法用量】煎服，3 ～ 10g。

★ 沙苑子 Shayuanzi

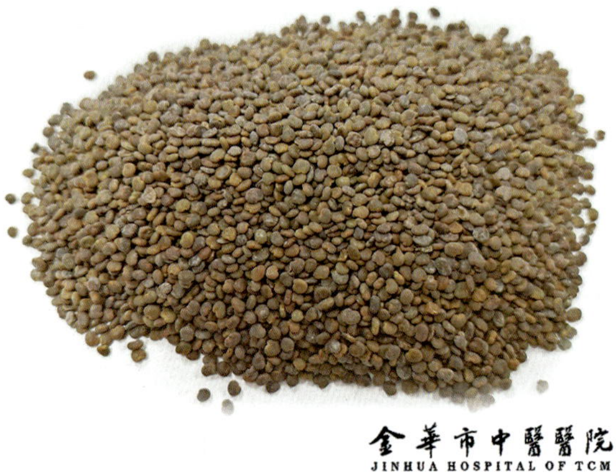

本品为豆科植物扁茎黄芪的成熟种子。秋末冬初果实成熟尚未开裂时割取或连根拔出，晒干，打下种子，除去杂质。生用或盐水炒用。

【别名】沙苑蒺藜子、沙蒺藜、潼蒺藜、白蒺藜。

【性味归经】甘，温。归肝、肾经。

【功效】补肾助阳，固精缩尿，养肝明目。

【应用】①肾虚腰痛，阳痿遗精，遗尿尿频，白浊带下。②目暗不明，头昏目花。

【用法用量】煎服，9 ～ 15g。

【使用注意】本品为温补固涩之品，阴虚火旺及小便不利者忌服。

★ 冬虫夏草 Dongchongxiacao

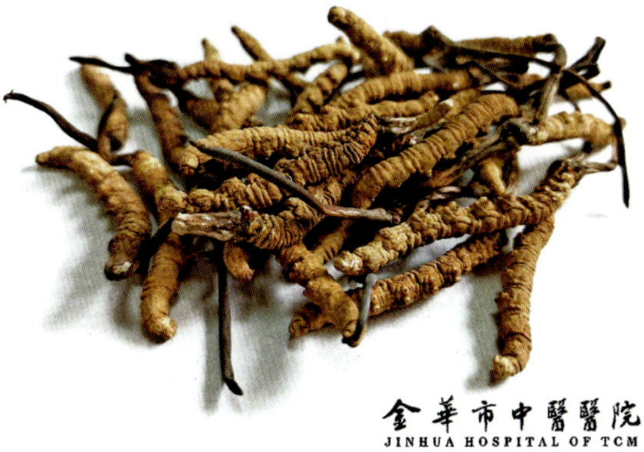

本品为麦角菌科植物冬虫夏草菌的子座及其寄生蝙蝠蛾科昆虫绿蝙蝠蛾的尸体的复合体。夏至前后，在积雪尚未溶化时入山采集，挖出后，在虫体潮湿未干时除去外层泥土及膜皮，晒干；或黄酒喷使之软，整理平直，微火烘干。生用。

【别名】虫草、冬虫草、中华虫草。

【性味归经】甘，平。归肾、肺经。

【功效】补肾益肺，止血化痰。

【应用】①肾虚精亏，阳痿遗精，腰膝酸痛。②久咳虚喘，劳嗽咯血。

【用法用量】煎服或炖服，3～9g；也可入丸、散。

【使用注意】有表邪者不宜用。

▲ 锁阳 Suoyang

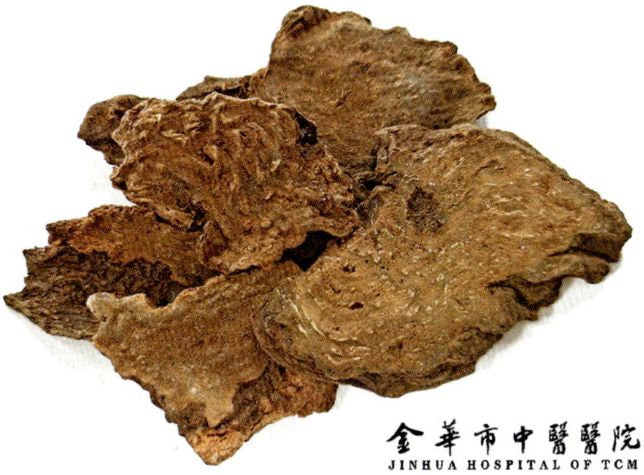

本品为锁阳科植物锁阳的肉质茎。春季采收，除去花序，置沙土中半埋半露，连晒带烫，使之干燥，防霉，切片。生用。

【别名】不老药、地毛球、黄骨狼、锈铁棒、锁严子。

【性味归经】甘，温。归肝、肾、大肠经。

【功效】补肾阳，益精血，润肠通便。

【应用】①肾阳不足，精血亏虚，腰膝萎软，阳痿滑精。②血虚津亏，肠燥便秘。

【用法用量】煎服，5～10g。

【使用注意】阴虚阳亢、脾虚泄泻、实热便秘均忌服。

▲ 蛤蚧 Gejie

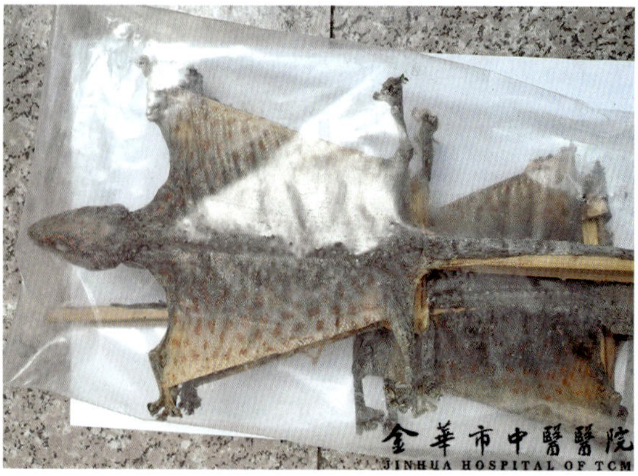

本品为壁虎科动物蛤蚧的干燥体。全年均可捕捉，剖开除去内脏，拭净，用竹片撑开，使全体扁平顺直，低温干燥。用时去头（有小毒）、足和鳞片，切成小块。生用或酒制用。

【别名】大壁虎、仙蟾、多格、哈蟹、蛤蚧蛇、大守宫。

【性味归经】咸，平。归肺、肾经。

【功效】补肺益肾，纳气定喘，助阳益精。

【应用】①肺肾不足，虚喘气促，劳嗽咯血。②阳痿遗精。

【用法用量】煎服，3 ～ 6g；多入丸、散或酒剂。

【使用注意】风寒或实热咳喘忌服。

▲ 紫石英 Zishiying

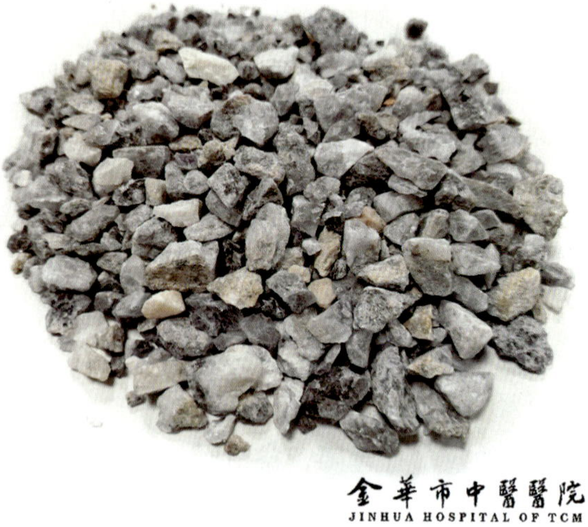

本品为氟化物类矿物萤石族萤石，主含氟化钙（CaF_2）。采挖后除去杂石，捣成小块。生用或煅用。

【别名】氟石、萤石。

【性味归经】甘，温。归心、肺、肾经。

【功效】温肾暖宫，镇心安神，温肺平喘。

【应用】①肾阳亏虚，宫冷不孕。②心悸怔忡，失眠多梦。③虚寒咳喘。

【用法用量】煎服，9 ～ 15g，先煎。

【使用注意】阴虚火旺而不能摄精之不孕症及肺热气喘者忌用。

【不良反应】所含氟化钙服用过多，对牙齿、骨骼、神经系统、肾、心及甲状腺有损害作用。

第三节　补血药

★ 当归 Danggui

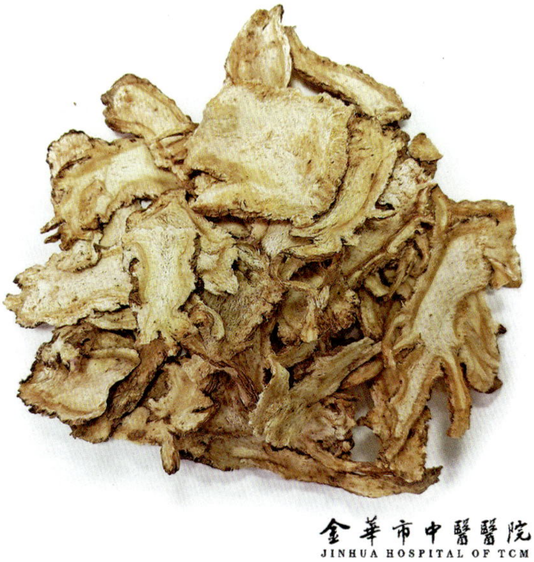

本品为伞形科植物当归的根。秋末采挖，除尽芦头、须根，待水分稍蒸发后按大小粗细分别捆成小把，用微火缓缓熏干或用硫黄烟熏，防蛀防霉。切片生用或经酒拌、酒炒用。

【别名】干归、秦哪、西当归、岷当归、金当归、当归身、涵归尾、当归曲、土当归。

【性味归经】甘、辛，温。归肝、心、脾经。

【功效】补血活血，调经止痛，润肠通便。

【应用】①血虚诸症之萎黄、眩晕心悸。②血虚血瘀之月经不调、经闭、痛经等。③虚寒腹痛，风寒痹痛，跌打损伤，痈疽疮疡。④血虚肠燥便秘。酒当归活血通经，用于经闭痛经、风湿痹痛、跌仆损伤。

【用法用量】煎服，6 ～ 12g。

【使用注意】湿盛中满、大便泄泻者忌服。

【经验鉴别】油性形成层。

★ 熟地黄 Shudihuang

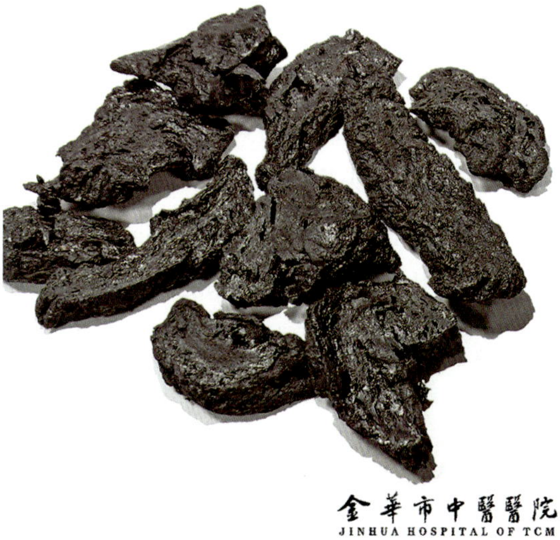

本品为玄参科植物地黄的块根，经加工炮制而成。通常以酒、砂仁、陈皮为辅料经反复蒸晒，至内外色黑油润，质地柔软粘腻。切片用，或炒炭用。

【别名】熟地、地黄。

【性味归经】甘，微温。归肝、肾经。

【功效】补血滋阴，益精填髓。

【应用】①血虚萎黄，心悸怔忡。②月经不调，崩漏下血。③肝肾阴虚，腰膝酸软，骨蒸潮热，盗汗遗精，内热消渴，眩晕，耳鸣，须发早白。

【用法用量】煎服，9～15g。

【使用注意】本品性质黏腻，较生地黄更甚，有碍消化，凡气滞痰多、脘腹胀痛、食少便溏者忌服。重用久服宜与陈皮、炒仁等同用，防止黏腻碍胃。

【经验鉴别】色黑如漆，味甘如饴。

★ 白芍 Baishao

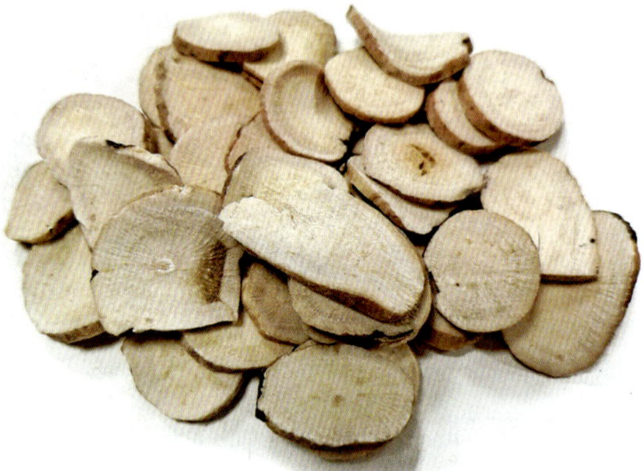

本品为毛茛科植物芍药的根。夏秋季采挖，去净泥土和支根，去皮，沸水浸或略煮至受热均匀，晒干。用时润透切片，一般生用或酒炒或清炒用。

【别名】白芍药、金芍药。

【性味归经】苦、酸，微寒。归肝、脾经。

【功效】养血调经，敛阴止汗，柔肝止痛，平抑肝阳。

【应用】①血虚萎黄，月经不调。②肝脾不和之胸胁脘腹疼痛或四肢挛急疼痛。③肝阳上亢之头痛眩晕。④自汗，盗汗。

【用法用量】煎服，6～15g。

【使用注意】阳衰虚寒之证不宜用。不宜与藜芦同用。

【经验鉴别】断面背隆起，筋脉呈放射状。

★ 阿胶 Ejiao

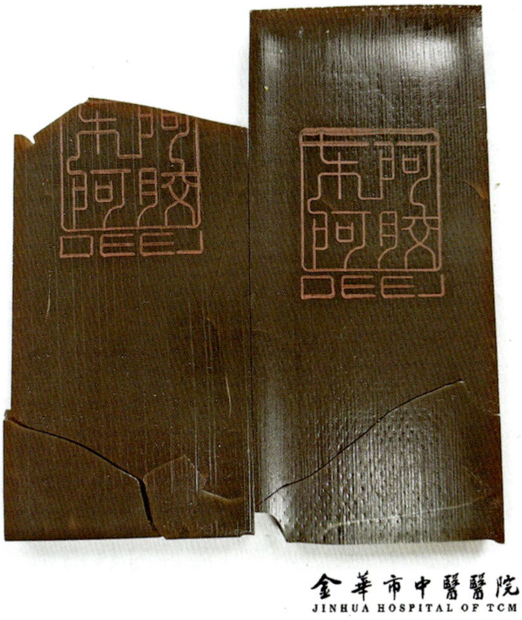

本品为马科动物驴的皮，经漂泡去毛后熬制而成的胶块。以原胶块用，或将胶块打碎，用蛤粉炒或蒲黄炒成阿胶珠用。

【别名】傅致胶、盆覆胶、驴皮胶。

【性味归经】甘，平。归肺、肝、肾经。

【功效】补血滋阴，润燥止血。

【应用】①血虚萎黄，眩晕心悸，肌痿无力。②心烦不眠，虚风内动。③肺燥咳嗽，劳嗽咯血，吐血尿血，便血崩漏，妊娠胎漏。

【用法用量】3～9g。入汤剂宜烊化冲服。润肺宜蛤粉炒，止血宜蒲黄炒。

【使用注意】本品黏腻，有碍消化。脾胃虚弱者慎用。

★ 制首乌 Zhishouwu

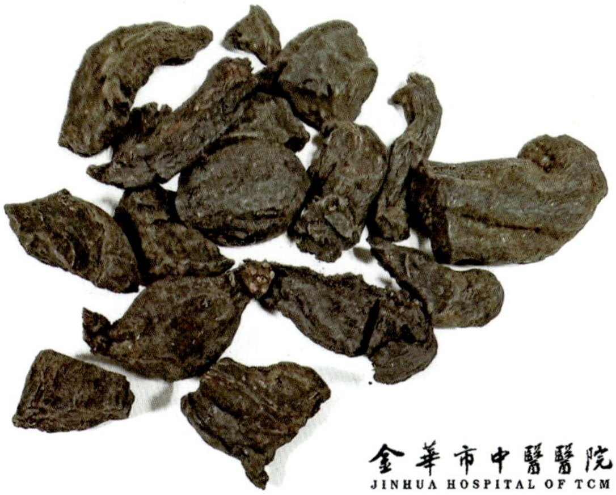

本品为蓼科植物何首乌的块根。秋后茎叶枯萎时或次年未萌芽前掘取其块根。削去两端，洗净，切片，晒干或微烘，称生首乌；若以黑豆煮汁拌蒸，晒后变为黑色，称制首乌。

【别名】多花蓼、紫乌藤、九真藤等。

【性味归经】苦、甘、涩，微温。归肝、心、肾经。

【功效】解毒，消痈，截疟，润肠通便。

【应用】疮痈瘰疬，风疹瘙痒，久疟体虚，肠燥便秘。

【用法用量】煎服，3～6g。

【使用注意】大便溏泄及湿痰较重者不宜用。

【经验鉴别】云锦花纹。

第四节　补阴药

★ 麦冬 Maidong

本品为百合科植物麦冬的块根。夏季采挖，反复暴晒、堆置，至七八成干，除去须根，干燥，打破。生用。

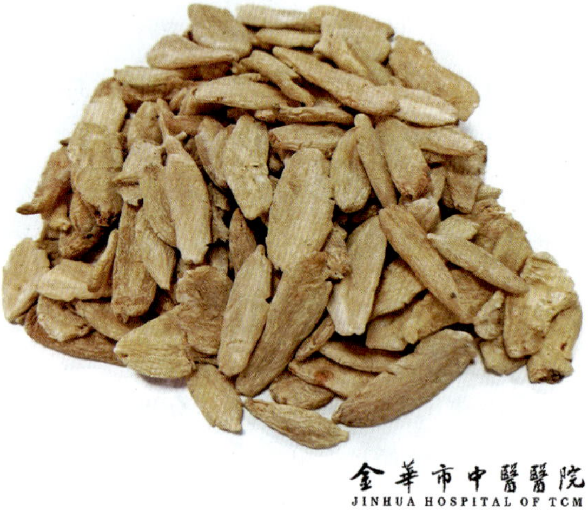

【别名】麦门冬、沿阶草。

【性味归经】甘、微苦，微寒。归胃、肺、心经。

【功效】养阴生津，润肺清心。

【应用】①肺燥干咳，阴虚痨嗽。②喉痹咽痛，津伤口渴，内热消渴。③心烦失眠，肠燥便秘。

【用法用量】煎服，6～12g。

★ 黄精 Huangjing

本品为百合科植物黄精、滇黄精或多花黄精的根茎。春秋两季采挖，洗净，置沸水中略烫或蒸至透心，干燥。切厚片用。

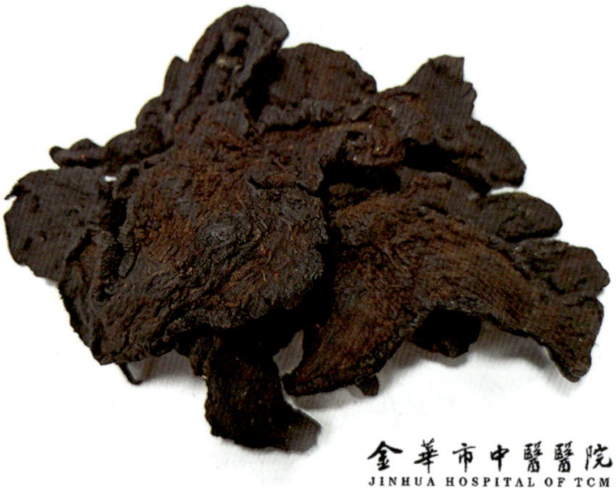

【别名】老虎姜、野生姜、鸡头参、黄鸡菜、龙衔、仙人余粮。

【性味归经】甘，平。归脾、肺、肾经。

【功效】补气养阴，健脾，润肺，益肾。

【应用】①脾胃气虚，体倦乏力。②胃阴不足，口干食少。③肺虚燥咳，劳嗽咯血。④精血不足，腰膝酸软，须发早白，内热消渴。

【用法用量】煎服，9～15g。

【使用注意】消化不良和有湿痰者忌用。

【经验鉴别】筋脉小点。

★ 枸杞子 Gouqizi

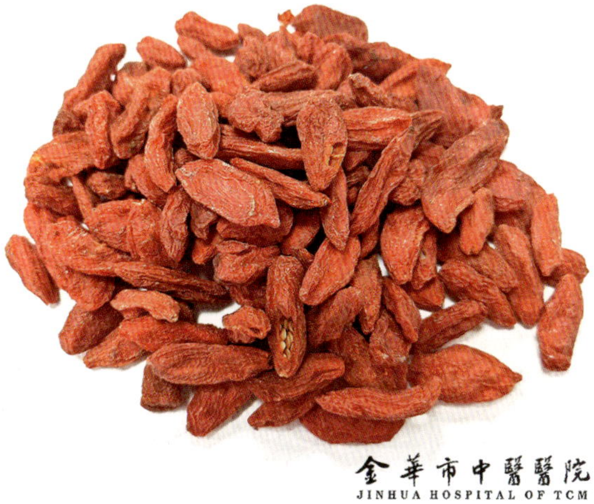

本品为茄科植物宁夏枸杞的成熟果实。夏秋两季果实呈橙红色时采收，晾至皮皱后，再晒至外皮干硬，果肉柔软。生用。

【别名】甜菜子、红耳坠、地骨子。

【性味归经】甘，平。归肝、肾经。

【功效】滋补肝肾，益精明目。

【应用】虚劳精亏，腰膝酸痛，眩晕耳鸣，阳痿遗精，内热消渴，血虚萎黄，目昏不明。

【用法用量】煎服，6～12g。

★ 女贞子 Nüzhenzi

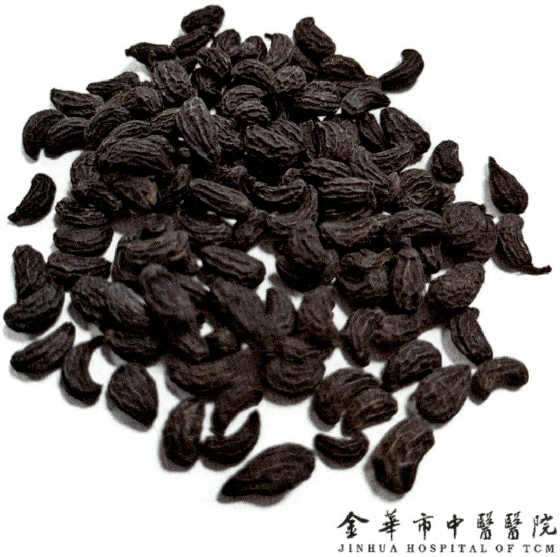

本品为木犀科植物女贞的成熟果实。冬季果实成熟时采收，稍蒸或置沸水中略烫后干燥。生用或酒制用。

【别名】女贞实、冬青子、爆格蚤、白蜡树子、鼠梓子。

【性味归经】甘、苦，凉。归肝、肾经。

【功效】滋补肝肾，明目乌发。

【应用】肝肾阴虚，眩晕耳鸣，腰膝酸软，须发早白，目暗不明，内热消渴，骨蒸潮热。

【用法用量】煎服，6～12g。滋补肝肾宜酒制用。

【经验鉴别】呈肾形，易皮肉分离。

★ 北沙参 Beishashen

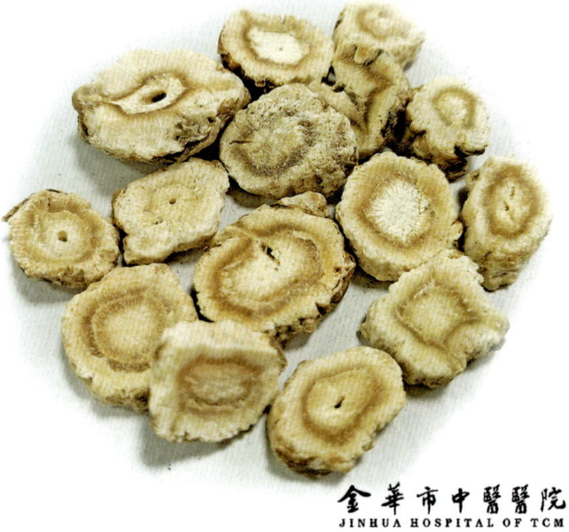

本品为伞形科植物珊瑚菜的根。夏秋两季采挖，洗净，置沸水中烫后，除去外皮，干燥，或洗净后直接干燥。

【别名】莱阳参、海沙参、银沙参、辽沙参、苏条参、条参、北条参。

【性味归经】甘、微苦，微寒。归肺、胃经。

【功效】养阴清肺，益胃生津。

【应用】①肺热燥咳，劳嗽痰血。②胃阴不足，热病津伤，咽干口渴。

【用法用量】煎服，5～12g。

【使用注意】不宜与藜芦同用。

★ 南沙参 Nanshashen

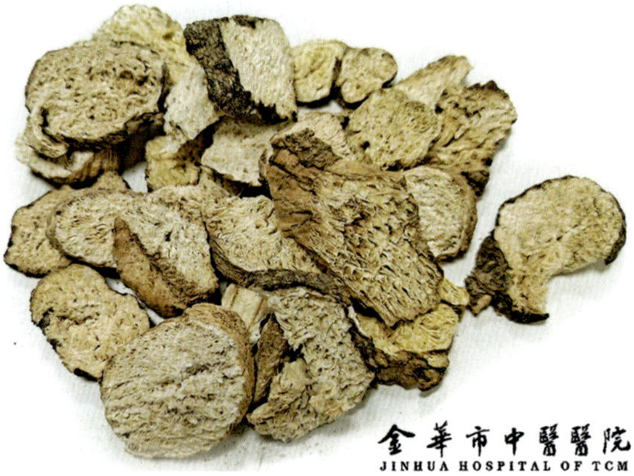

本品为桔梗科植物轮叶沙参或沙参的根。春秋两季采挖，除去须根，趁鲜刮去粗皮洗后干燥，切厚片或短段。生用。

【别名】沙参、泡参、泡沙参。

【性味归经】甘，微寒。归肺、胃经。

【功效】养阴清肺，益胃生津，化痰，益气。

【应用】①肺热燥咳，阴虚劳嗽，干咳痰黏。②胃阴不足，食少呕吐，气阴不足，烦热口干。

【用法用量】煎服，9～15g。

【使用注意】不宜与藜芦同用。

【经验鉴别】质轻有裂隙。

★ 百合 Baihe

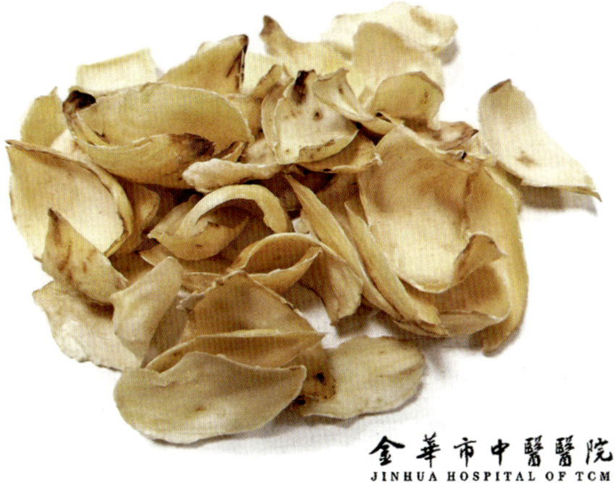

本品为百合科植物百合或细叶百合的肉质鳞叶。秋季采挖，洗净，剥取鳞叶，置沸水中略烫，干燥。生用或蜜炙用。

【别名】强蜀、番韭、山丹、倒仙、重迈、中庭、摩罗、重箱、中逢花、百合蒜、大师傅蒜、蒜脑薯、夜合花等。

【性味归经】甘，寒。归肺、心经。

【功效】养阴润肺，清心安神。

【应用】①阴虚燥咳，劳嗽咯血。②虚烦惊悸，失眠多梦，精神恍惚。

【用法用量】煎服，6 ～ 12g。润肺宜蜜炙用。

★ 天冬 Tiandong

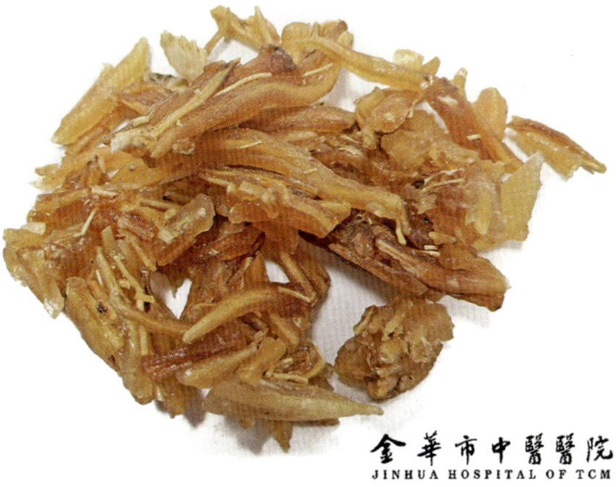

本品为百合科植物天冬的块根。秋冬两季采挖，洗净，除去茎基和须根，置沸水中煮或蒸至透心，趁热除去外皮，洗净，干燥，切片或段。生用。

【别名】明天冬、天门冬、大当门根、天冬草、倪铃、丝冬、赶条蛇、多仔婆。

【性味归经】甘、苦，寒。归肺、肾经。

【功效】养阴润燥，清肺生津。

【应用】①肺燥干咳，顿咳痰黏。②腰膝酸痛，骨蒸潮热，内热消渴。③热病津伤，咽干口渴，肠燥便秘。

【用法用量】煎服，6 ～ 12g。

【使用注意】本品甘寒滋腻之性较强，脾虚泄泻、痰湿内盛者忌用。

★ 石斛 Shihu

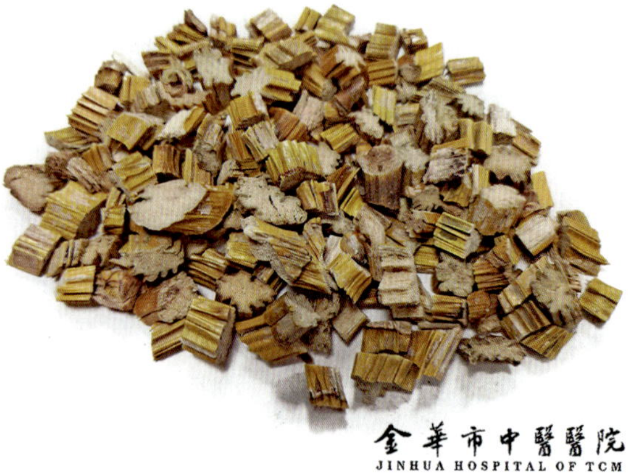

本品为兰科植物环草石斛、马鞭石斛、黄草石斛、铁皮石斛或金钗石斛的茎。全年均可采取，以秋季采收为佳，烘干或晒干，切段，生用。鲜者可栽于砂石内，以备随时取用。

【别名】林兰、禁生、杜兰、万丈须、金钗花、千年润、黄草。

【性味归经】甘，微寒。归胃、肾经。

【功效】益胃生津，滋阴清热。

【应用】①热病津伤，口干烦渴，胃阴不足，食少干呕。②病后虚热不退，阴虚火旺，骨蒸劳热，目暗不明，筋骨痿软。

【用法用量】煎服，6～12g。鲜用，15～30g。

★ 玉竹 Yuzhu

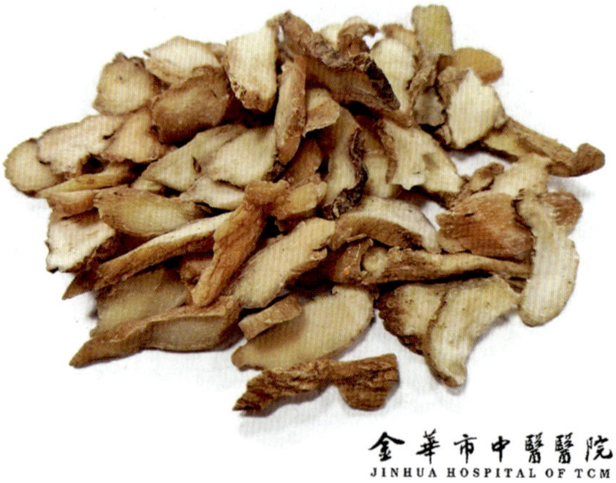

本品为百合科植物玉竹的根茎。秋季采挖，洗净，晒至柔软后，反复揉搓，晾晒至无硬心，晒干；或蒸透后，揉至半透明，晒干。切厚片或段用。

【别名】荧、委萎、萎蕤、葳蕤、尾参、铃铛菜。

【性味归经】甘，微寒。归肺、胃经。

【功效】养阴润燥，生津止渴。

【应用】肺胃阴伤，燥热咳嗽，咽干口渴，内热消渴。

【用法用量】煎服，6～12g。

★ 龟甲 Guijia

本品为龟科动物乌龟的腹甲及背甲。全年均可捕捉。杀死，或用沸水烫死，剥取甲壳，除去残肉，晒干，以砂炒后醋淬用。

【别名】乌龟壳、乌龟板、龟板、下甲、血板、烫板。

【性味归经】咸、甘，微寒。归肾、肝、心经。

【功效】滋阴潜阳，益肾强骨，养血补心，固经止崩。

【应用】①阴虚潮热，骨蒸盗汗，头晕目眩，虚风内动。②筋骨痿软。③心虚健忘，崩漏经多。

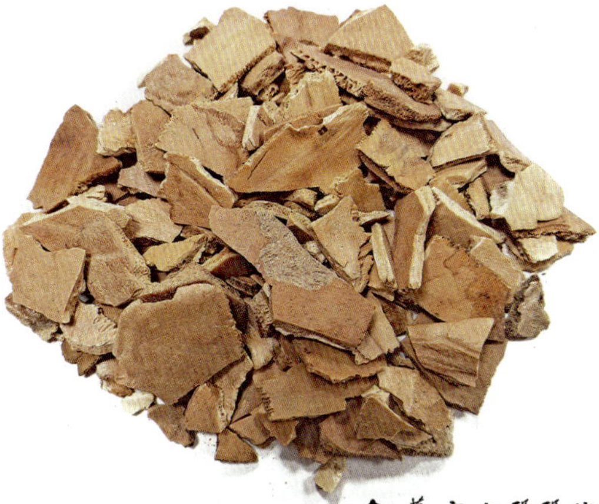

【用法用量】煎服，9～24g。宜先煎。本品经砂炒醋淬后，有效成分更容易煎出；并除去腥气，便于制剂。

【使用注意】脾胃虚弱者忌服，孕妇慎用。

【经验鉴别】背甲和腹甲入药。

★ 鳖甲 Biejia

本品为鳖科动物鳖的背甲。全年均可捕捉，杀死后置沸水中烫至背甲上硬皮能剥落时取出，除去残肉，晒干，以砂炒后醋淬用。

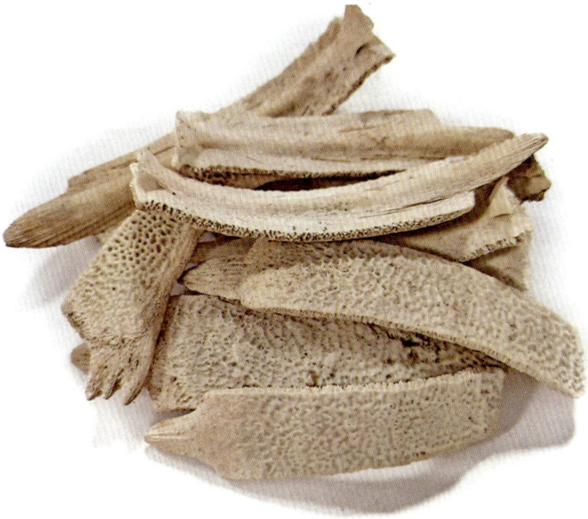

【别名】上甲、鳖壳、甲鱼壳、团鱼壳、团鱼盖、团鱼甲、鳖盖子。

【性味归经】咸，微寒。归肝、肾经。

【功效】滋阴潜阳，退热除蒸，软坚散结。

【应用】阴虚发热，骨蒸劳热，阴虚阳亢，头晕目眩，虚风内动，手足瘛疭，经闭，癥瘕，久疟疟母。

【用法用量】煎服，9～24g。宜先煎。本品经砂炒醋淬后，有效成分更容易煎出；其可去其腥气，易于粉碎，方便制剂。

【经验鉴别】背甲入药。

▲ 墨旱莲 Mohanlian

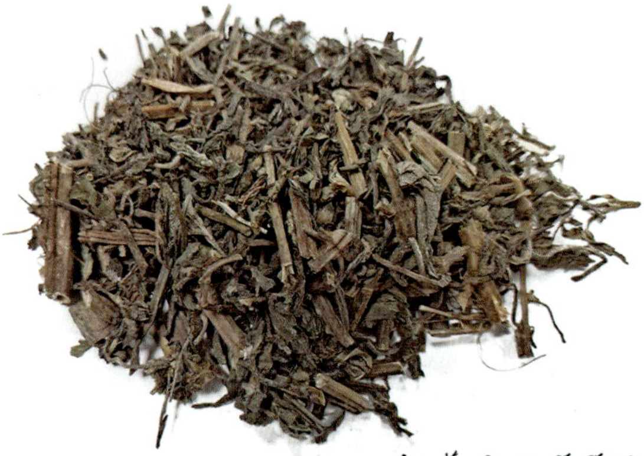

本品为菊科植物鳢肠的地上部分。花开时采割，晒干，切段。生用。

【别名】旱莲草、水旱莲、莲子草、白花蟛蜞草、墨斗草、野向日葵、墨菜、黑墨草、墨汁草、墨水草、乌心草。

【性味归经】甘、酸，寒。归肝、肾经。

【功效】滋补肝肾，凉血止血。

【应用】①肝肾阴虚，牙齿松动，须发早白，眩晕耳鸣，腰膝酸软。②阴虚血热之吐血、衄血、尿血，血痢，崩漏下血，外伤出血。

【用法用量】煎服，6～12g。

▲ 桑椹 Sangshen

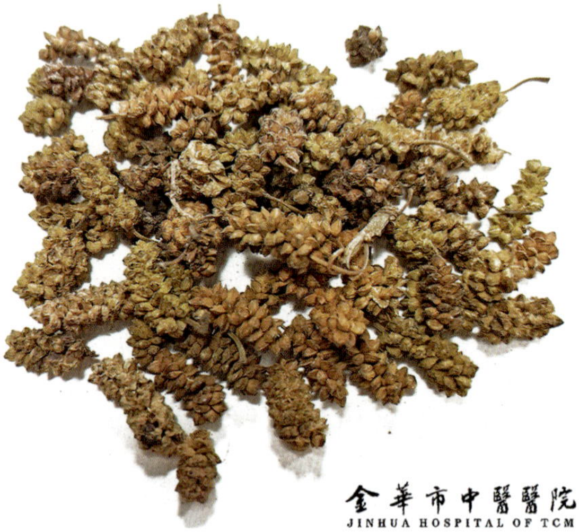

本品为桑科植物桑的果穗。4～6月果实变红时采收，晒干，或略蒸后晒干用。

【别名】桑实、葚、乌椹、文武实、黑椹、桑枣、桑葚子、桑粒、桑果。

【性味归经】甘、酸，寒。归心、肝、肾经。

【功效】滋阴补血，生津润燥。

【应用】①肝肾阴虚，眩晕耳鸣，心悸失眠，须发早白。②津伤口渴，内热消渴，肠燥便秘。

【用法用量】煎服，9～15g。

第二十章　收涩药

第一节　固表止汗药

★ 麻黄根 Mahuanggen

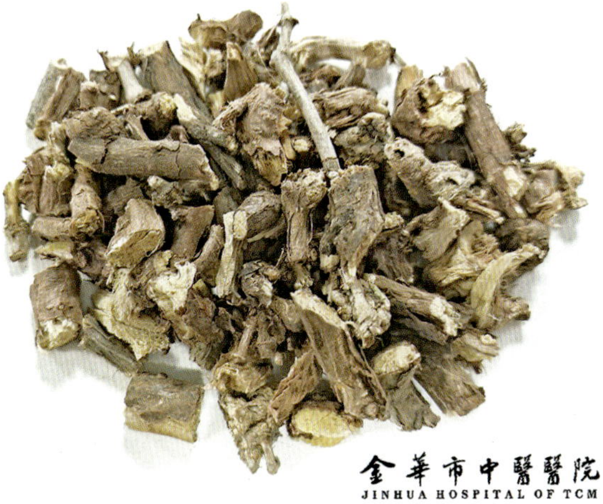

本品为麻黄科植物草麻黄或中麻黄的根及根茎。立秋后采收，剪去须根，干燥切段。生用。

【别名】苦椿菜。

【性味归经】甘、涩，平。归心、肺经。

【功效】固表止汗。

【应用】自汗，盗汗。

【用法用量】煎服，3 ～ 9g。外用适量，研粉撒扑。

【使用注意】有表邪者忌用。

★ 浮小麦 Fuxiaomai

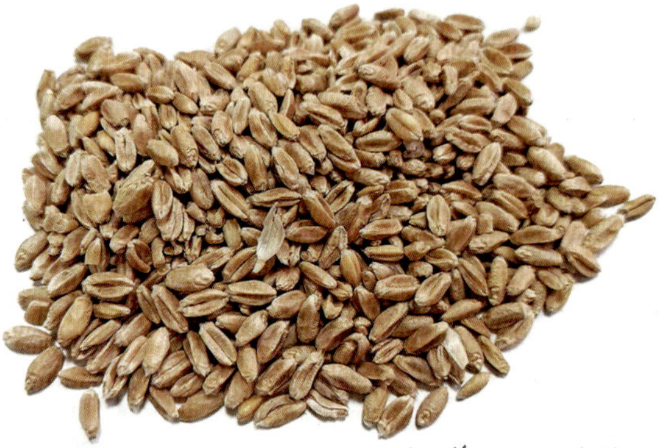

本品为禾本科植物小麦未成熟的干燥轻浮瘪瘦的颖果。收获时，扬起其轻浮干瘪者，或以水淘之，浮起者为佳，晒干。生用或炒用。

【别名】浮麦、浮水麦。

【性味归经】甘，凉。归心经。

【功效】固表止汗，益气除热。

【应用】①自汗盗汗。②骨蒸劳热。

【用法用量】煎服，15 ～ 30g；研末服，3 ～ 5g。

【使用注意】表邪汗出者忌用。

★ 糯稻根 Nuodaogen

本品为禾本科植物糯稻的根茎及根。10 月间糯稻收割后采收，晒干。生用。

【别名】稻根须、糯谷根、糯稻草根。

【性味归经】甘，平。归心、肝经。

【功效】固表止汗，益胃生津，退虚热。

【应用】①自汗盗汗。②虚热不退，骨蒸潮热。

【用法用量】煎服，15 ～ 30g。

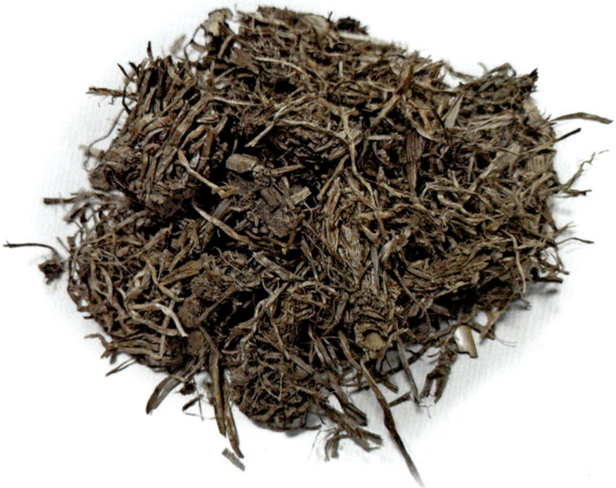

第二节　敛肺涩肠药

★ 五味子 Wuweizi

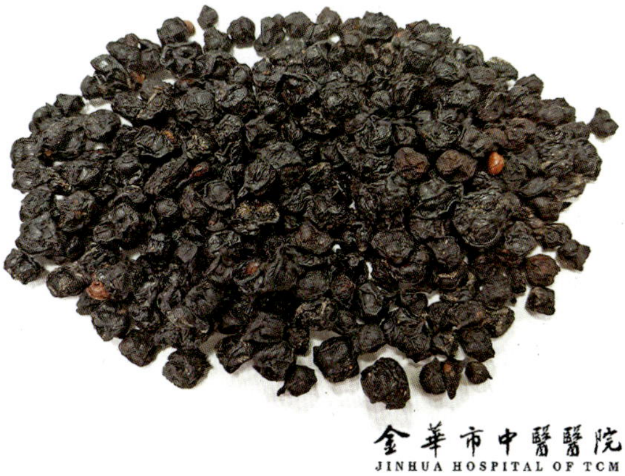

本品为木兰科植物五味子或华中五味子的成熟果实。秋季果实成熟时采取，晒干。生用或经醋、蜜拌蒸晒干用。

【别名】玄及、会及、五梅子、山花椒、壮味、五味、吊榴。

【性味归经】酸、甘，温。归肺、心、肾经。

【功效】收敛固涩，益气生津，补肾宁心。

【应用】①久咳虚喘。②自汗盗汗。③遗精滑精。④久泻不止。⑤津伤口渴，消渴。⑥心悸，失眠，多梦。

【用法用量】煎服，2～6g。

【使用注意】凡表邪未解、内有实热、咳嗽初起、麻疹初期均不宜用。

【经验鉴别】呈扁球形。

★ 乌梅 Wumei

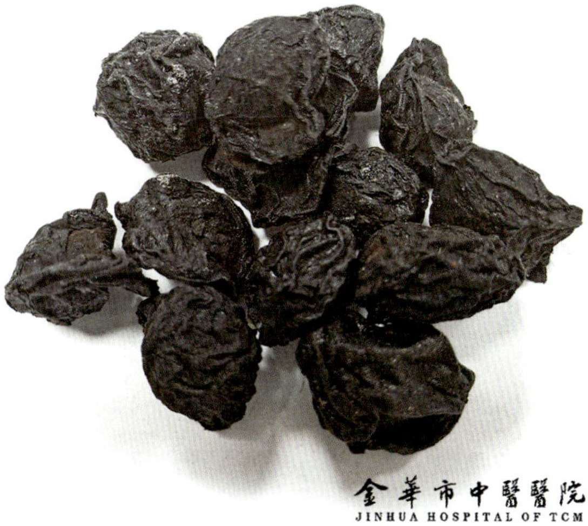

本品为蔷薇科植物梅的近成熟果实。夏季果实近成熟时采收，低温烘干后闷至皱皮，色变黑时即成。去核生用或炒炭用。

【别名】梅实、黑梅、熏梅、桔梅肉。

【性味归经】酸、涩，平。归肝、脾、肺、大肠经。

【功效】敛肺，涩肠，生津，安蛔。

【应用】①肺虚久咳。②久泻，久痢。③蛔厥腹痛，呕吐。④虚热消渴。

【用法用量】煎服，6～12g。外用适量，捣烂或炒炭研末外敷。止泻止血宜炒炭用。

【使用注意】外有表邪或内有实热积滞者均不宜服。

★ 五倍子 Wubeizi

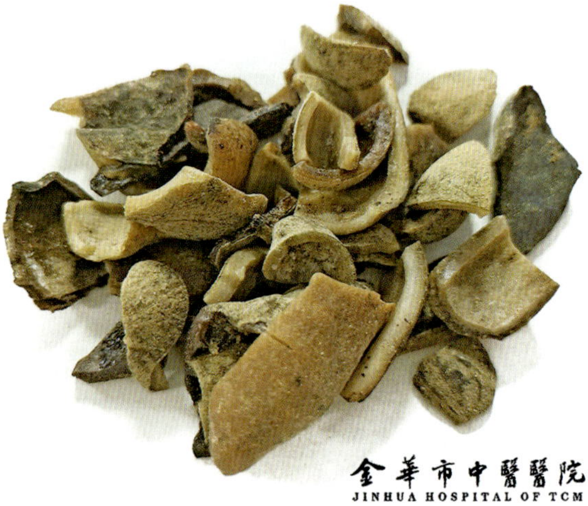

本品为漆树科植物盐肤木、青麸杨或红麸杨叶上的虫瘿，主要由五倍子蚜寄生而形成。秋季摘下虫瘿，煮死内中寄生虫，干燥。生用。

【别名】盐肤木、山梧桐。

【性味归经】酸、涩，寒。归肺、大肠、肾经。

【功效】敛肺降火，涩肠止泻，敛汗，止血，收湿敛疮。

【应用】①肺虚久咳，肺热痰嗽。②自汗盗汗。③久泻久痢。④消渴。⑤便血痔血，外伤出血。⑥痈肿疮毒，皮肤湿烂。

【用法用量】煎服，3 ～ 6g。外用适量。研末外敷或煎汤熏洗。

【使用注意】湿热泻痢者忌用。

▲ 诃子 Hezi

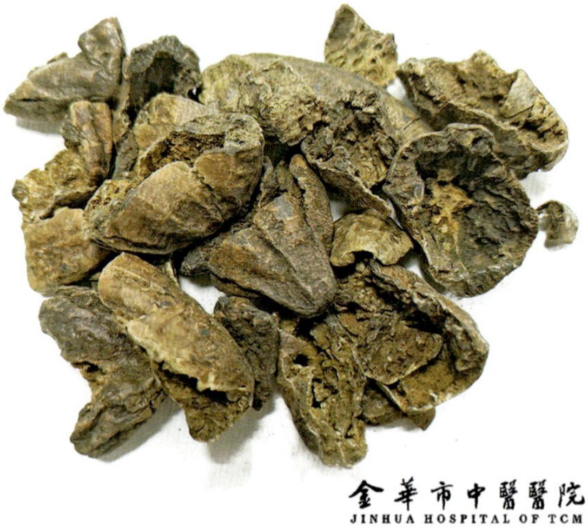

本品为使君子科植物诃子的成熟果实。秋冬两季采取，晒干。生用或煨用，若用果肉则去核。

【别名】诃黎勒、诃黎、随风子。

【性味归经】苦、酸、涩，平。归肺、大肠经。

【功效】涩肠止泻，敛肺止咳，降火利咽。

【应用】①久泻久痢，便血脱肛。②肺虚喘咳，久嗽不止，咽痛音哑。

【用法用量】煎服，3 ～ 10g。涩肠止泻宜煨用，敛肺清热、利咽开音宜生用。

【使用注意】凡外有表邪、内有湿热积滞者忌用。

第三节　固精缩尿止带药

★ 山茱萸 Shanzhuyu

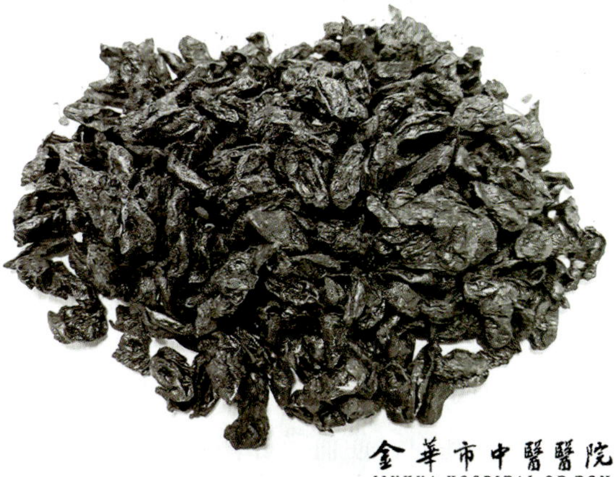

本品为山茱萸科植物山茱萸的成熟果肉。秋末冬初采收，用文火烘焙或置沸水中略烫，及时挤出果核。晒干或烘干用。

【别名】山萸肉、肉枣、鸡足、萸肉、药枣、天木籽、实枣儿。

【性味归经】酸、涩，微温。归肝、肾经。

【功效】补益肝肾，收涩固脱。

【应用】①腰膝酸软，头晕耳鸣，阳痿。②遗精滑精，遗尿尿频。③崩漏带下。④大汗不止，体虚欲脱。⑤消渴证。

【用法用量】煎服，6 ～ 12g。

【使用注意】素有湿热而致小便淋涩者不宜应用。

★ 覆盆子 Fupenzi

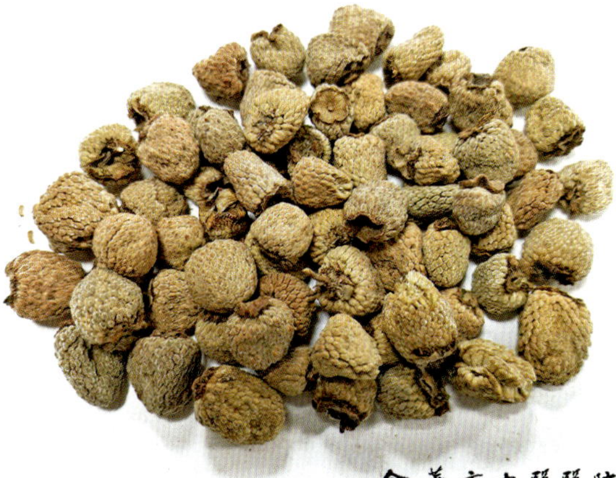

本品为蔷薇科植物华东覆盆子的未成熟果实。夏初果实含青时采收，沸水略烫，晒干。生用。

【别名】复盆子、绒毛悬钩子、覆盆莓、乌藨子、小托盘。

【性味归经】甘、酸，温。入肝、肾、膀胱经。

【功效】益肾固精缩尿，养肝明目。

【应用】①遗精滑精，遗尿尿频，阳痿早泄。②肝肾不足，目暗不明。

【用法用量】煎服，6 ～ 12g。

★ 海螵蛸 Haipiaoxiao

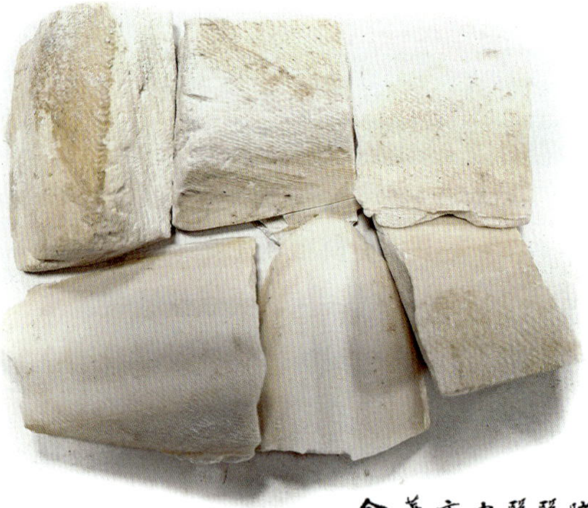

本品为乌贼科动物无针乌贼或金乌贼的内壳。收集其骨状内壳洗净，干燥。生用。

【别名】乌鲗骨、乌贼鱼骨、乌贼骨。

【性味归经】咸、涩，温。归脾、肾经。

【功效】收敛止血，涩精止带，制酸止痛，收湿敛疮。

【应用】①遗精滑精，赤白带下。②崩漏，吐血，便血及外伤出血。③胃痛吞酸。④湿疮，湿疹，溃疡不敛。

【用法用量】煎服，5～10g。外用适量，研末敷患处。

【鉴别用药】海螵蛸与桑螵蛸，两药均有固精止遗作用，均可用治肾虚精关不固之遗精、滑精等症。但桑螵蛸固涩之中又能补肾助阳，而海螵蛸固涩力较强。

★ 莲子 Lianzi

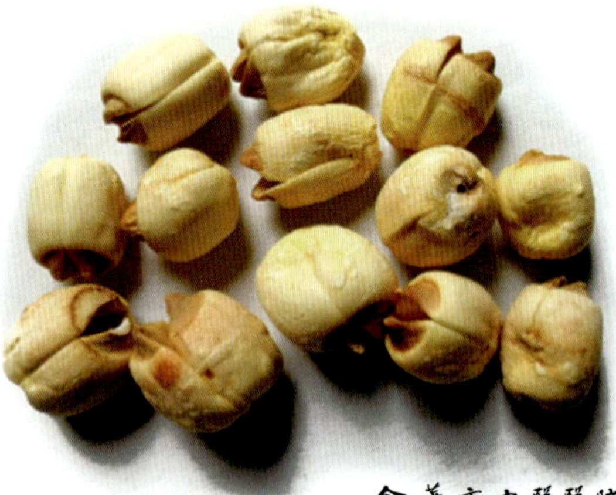

本品为睡莲科植物莲的成熟种子。秋季采收，晒干，去心打碎。生用。

【别名】藕实、水芝丹、莲实、莲蓬子、莲肉。

【性味归经】甘、涩，平。归脾、肾、心经。

【功效】补脾止泻，止带，益肾涩精，养心安神。

【应用】①遗精。②带下。③脾虚泄泻。④心悸失眠。

【用法用量】煎服，6～15g。

★ 芡实 Qianshi

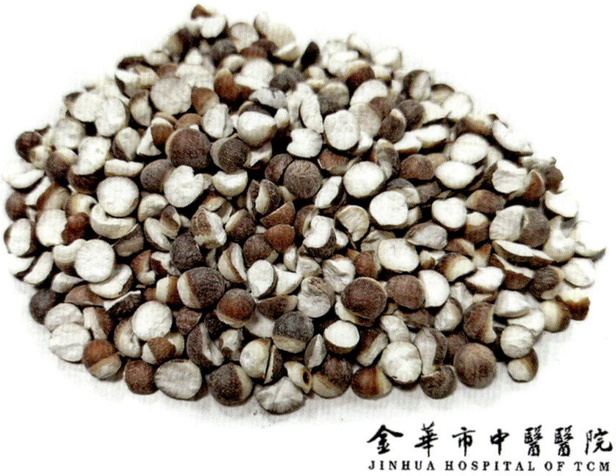

本品为睡莲科植物芡的成熟种仁。秋末冬初采收成熟果实，除去果皮，取出种仁，再除去硬壳，晒干，捣碎。生用或炒用。

【别名】鸡头米、卵菱、鸡瘫、鸡头实、雁喙实、鸡头、雁头、乌头、鸿头、水流黄、水鸡头、刺莲、蓬实、刀芡实、鸡头果、苏黄、黄实。

【性味归经】甘、涩，平。归脾、肾经。

【功效】益肾固精，补脾止泻，除湿止带。

【应用】①遗精滑精，遗尿尿频。②脾虚久泻。③白浊带下。

【用法用量】煎服，9～15g。

▲ 桑螵蛸 Sangpiaoxiao

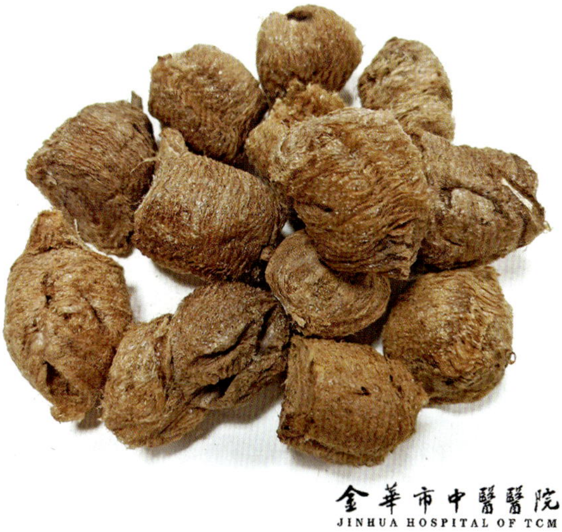

本品为螳螂科昆虫大刀螂、小刀螂或巨斧螳螂的卵鞘。深秋至次春采收，置沸水浸杀其卵，或蒸透晒干用。

【别名】蜱蛸、桑蛸、冒焦、螵蛸、致神、螳螂子、桑上螳螂窠、野狐鼻涕等。

【性味归经】甘、咸，平。归肝、肾经。

【功效】固精缩尿，补肾助阳。

【应用】遗精滑精，遗尿尿频，小便白浊。

【用法用量】煎服，5～10g。

【使用注意】本品助阳固涩，故阴虚多火、膀胱有热而小便频数者忌用。

▲ 椿皮 Chunpi

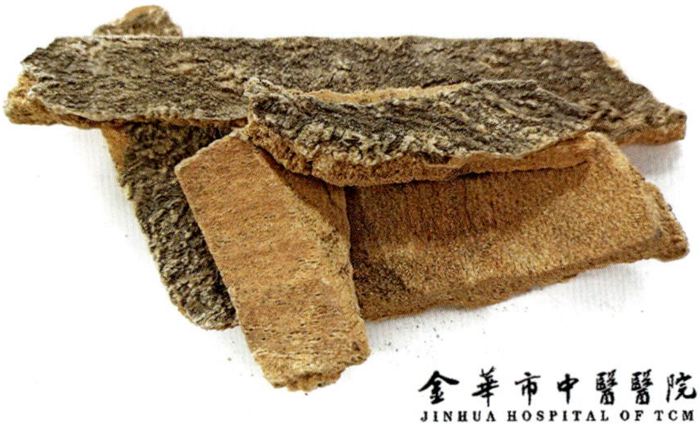

本品为苦木科植物臭椿（樗）的根皮或树皮。全年可采，剥下根皮或干皮，刮去外层粗皮，晒干，切段或切丝。生用或麸炒用。

【别名】臭椿、椿根皮。

【性味归经】苦、涩，寒。归大肠、胃、肝经。

【功效】清热燥湿，收涩止带，止泻，止血。

【应用】①赤白带下。②久泻久痢，湿热泻痢。③崩漏经多，便血。

【用法用量】煎服，6～9g。外用适量。

【使用注意】脾胃虚寒者慎用。

▲ 鸡冠花 Jiguanhua

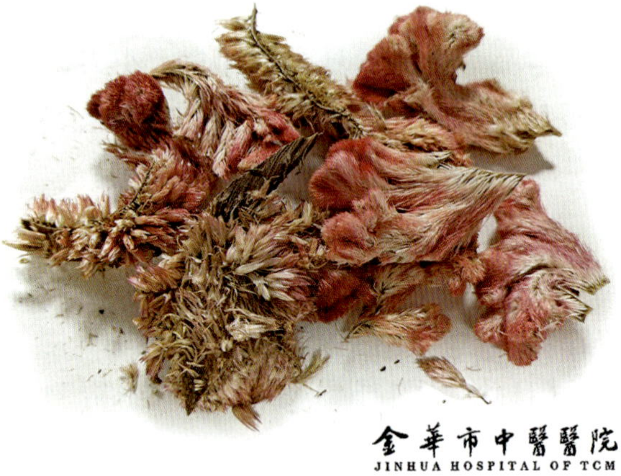

本品为苋科植物鸡冠花的干燥花序。夏秋季采摘，以朵大而扁、色泽鲜艳的白鸡冠花较佳，色红次之。拣净杂质，除去茎及种子，剪成小块，晒干。生用。

【别名】鸡公花、鸡冠头。

【性味归经】甘、涩，凉。归肝、大肠。

【功效】收敛止带，止血止痢。

【应用】①吐血，崩漏，便血痔血。②赤白带下，久痢不止。

【用法用量】煎服，6～12g。

【使用注意】瘀血阻滞、崩漏及湿热下痢初起兼有寒热表证者不宜使用。

第二十一章　攻毒杀虫止痒药

▲ 蛇床子 Shechuangzi

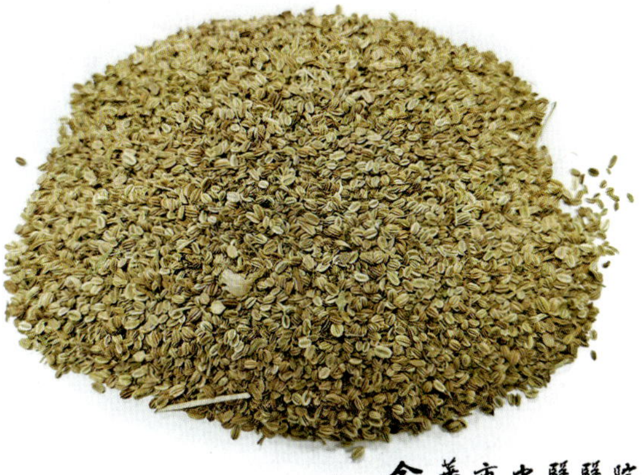

本品为伞形科植物蛇床的成熟果实。夏秋两季果实成熟时采收，除去杂质，晒干。生用。

【别名】野茴香、蛇床实、蛇床仁、蛇珠、野萝卜碗子、蛇米、野芫荽。

【性味归经】辛、苦，温；有小毒。归肾经。

【功效】燥湿祛风，杀虫止痒，温肾壮阳。

【应用】①阴部湿痒，湿疹，疥癣。②寒湿带下，湿痹腰痛。③肾虚阳痿，宫冷不孕。

【用法用量】煎服，3 ～ 10g。外用适量，多煎汤熏洗，或研末调敷。

【使用注意】阴虚火旺或下焦有湿热者不宜内服。

【经验鉴别】背部 5 条纵棱。

▲ 蜂房 Fengfang

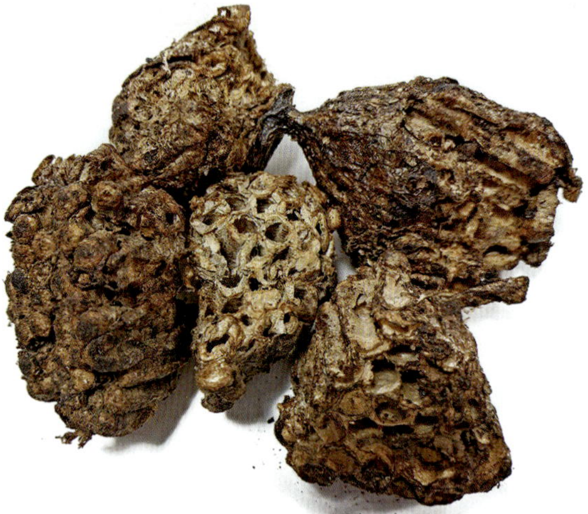

本品为胡蜂科昆虫果马蜂、日本长脚胡蜂或异腹胡蜂的巢。全年可采，但常以秋冬两季采收，晒干或蒸，除去死蜂死蛹后再晒干，剪块。生用或炒用。

【别名】露蜂房、马蜂窝、蜂巢、野蜂窝、黄蜂窝、百穿之巢。

【性味归经】甘，平。归胃经。

【功效】攻毒杀虫，祛风止痛。

【应用】①疮疡肿毒，乳痈瘰疬，皮肤顽癣，鹅掌风。②风湿痹痛，牙痛。

【用法用量】煎服，3～5g。外用适量，研末用油调敷或煎水漱口，或洗患处。

【不良反应】蜂房中的挥发油对实验动物有相当毒性，可引起急性肾炎等损害。